ATRIX

Die Ratschläge in diesem Buch wurden von der Autorin sorgfältig geprüft und erwogen, dennoch kann keine Garantie übernommen werden. Eine Haftung der Autorin oder des Vertreibers für Personen-, Sach- und Vermögensschäden ist ausgeschlossen!

Beachte bitte unbedingt auf Seite 102 und 103 die mit **!** gekennzeichneten Warnhinweise, speziell dann, wenn Du unter medikamentöser Behandlung gegen **Asthma mit Theophyllin** oder in der Behandlung mit **Antidepressiva** (MAO-Hemmer) stehst!

ATRIX

Vollständige Taschenbuch-Ausgabe September 2018
ATrix-Verlag e.U.
Feldstraße 1B
A-5230 Mattighofen
TEL: 0043 664 86 03 407

Umsetzung und Gestaltung: ATrix-Verlag e.U.
Internet: www.diagnosebrustkrebs.at
Mail: info@diagnosebrustkrebs.at

www.dugesund.eu

Aus Gründen der besseren Lesbarkeit wird auf die gleichzeitige Verwendung männlicher und weiblicher Sprachformen verzichtet.

7 Jahre krebsfrei

Im Mai 2011 erkrankte ich im Alter von 36 Jahren an Brustkrebs. Meine Hilflosigkeit erschien zunächst grenzenlos und fast unerträglich. Nach der brusterhaltenden Operation am 1. Juni 2011 im Landeskrankenhaus Salzburg war der Diagnose-Schock überwunden und ich begann Informationen über das Thema Krebs aus Büchern und Studien zusammenzufassen. Ich nahm persönlichen Kontakt zu Krebsforschern in aller Welt auf und hatte noch nie im Leben eine Sache so ernst genommen. Mein erklärtes Ziel lautete, einen Rückfall mit allen Mitteln zu verhindern und dabei wollte ich unterstützend zur Schulmedizin auch Eigenverantwortung übernehmen.
Durch intensivste Recherchen stellte sich heraus, dass Krebs in vielen Fällen durch einen ausgewogenen Lebensstil und **vor allem** mit einer gezielten Ernährung verhindert werden könnte.

Dieses Buch soll **gesundheitsbewusste Menschen** dazu anregen, mit kleinen Veränderungen im täglichen Leben gegen Krebs vorzusorgen, um dadurch nie persönlich damit konfrontiert zu werden.

Betroffenen möchte ich mit diesem Buch den Weg für eine mögliche Heilung aufzeigen. Ich wünsche mir, dass es als Hilfestellung von Patient für Patient angesehen wird.

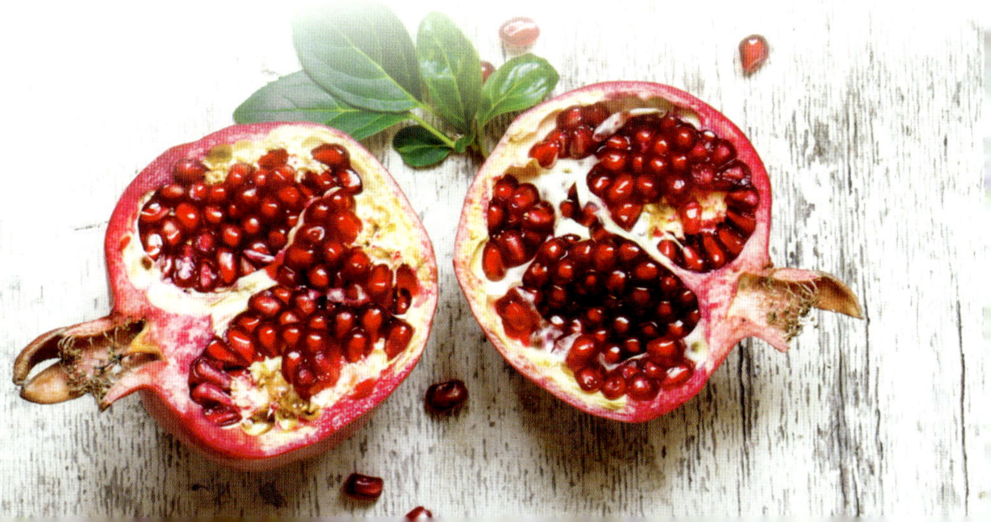

Inhalt

Vorwort

Mit einer Krebsdiagnose gehen die Farben des Lebens mit einem Schlag verloren. Von einer Sekunde auf die andere wird alles unwichtig, jeder materielle Wert und alles, was man sich im Leben bisher aufgebaut hat. **Warum gerade ich? Wie lange habe ich noch zu leben? Bedeutet eine Krebsdiagnose Tod?** Diese Fragen schießen wie Blitze durch den Kopf und man verliert den Boden unter den Füßen. Ab jetzt beginnt der Kampf gegen einen Feind, über den man so gut wie nichts weiß. Fast täglich berichten die Medien von Menschen, die den **Kampf gegen den Krebs** verloren haben. Bisher hast Du diese Meldungen nicht wahrgenommen, aber plötzlich bekommen sie eine ganz neue und beängstigende Wirkung. Eine Krebsdiagnose durchkreuzt erbarmungslos alle Lebenspläne und damit hat der persönliche Wettlauf gegen den Tod bereits begonnen.

In diesem Buch möchte ich genau schildern, mit welchen Waffen man eine Chance hat, dieses Duell zu gewinnen. Vorher würde ich aber gerne versuchen, ein grundsätzliches Missverständnis aufzuklären, denn:
Viel zu oft wird Krebs als **die eine Krankheit** angesehen. Jede Art von Krebs muss jedoch speziell betrachtet werden!

Eine gute Nachricht vorweg: Bei vielen Arten von Krebs besteht die Möglichkeit einer vollständigen Heilung.

Die schlechte Nachricht: Ärzte und Onkologen können einen Tumor zwar operativ entfernen und Symptome durch Medikamente lindern, womit die Krankheit aber nicht geheilt ist, denn die Auslöser sind in vielen Fällen im Lebensstil und **vor allem in falschen Ernährungsgewohnheiten** zu finden.

Krebs entsteht immer ausgehend von **einer einzigen Zelle**, die durch einen Virus, eine Strahlung oder durch einen chemischen Stoff von außen angegriffen wird. Der gesunde Organismus entdeckt eine geschädigte Zelle durch sogenannte **NK-Zellen**. Diese natürlichen Killerzellen zwingen eine entartete Zelle zur sogenannten **Apoptose**, auch ‚programmierter Zelltod' genannt. Ist das menschliche Immunsystem geschwächt, scheitert dieser Reparaturprozess und infizierte Zellen beginnen sich zu teilen. Damit sich aus geschädigten Zellen ein Tumor entwickeln kann, bildet der Organismus Blutgefäße, welche Zellen mit Nährstoffen und Sauerstoff versorgen. Dieser Vorgang wird **Angiogenese** genannt. Auf die Dauer führt diese zur Entstehung eines Tumors, in weiterer Folge zur Bildung von Metastasen und zur Absetzung von Krebszellen im gesamten Organsystem. In der Regel ist dies ein Prozess über Jahre bzw. Jahrzehnte. **Entzündungen, die sich in unserem Körper über Jahre hinweg befinden, sind dabei absolut kritisch, denn sie begünstigen die Entwicklung einer Krebserkrankung.**

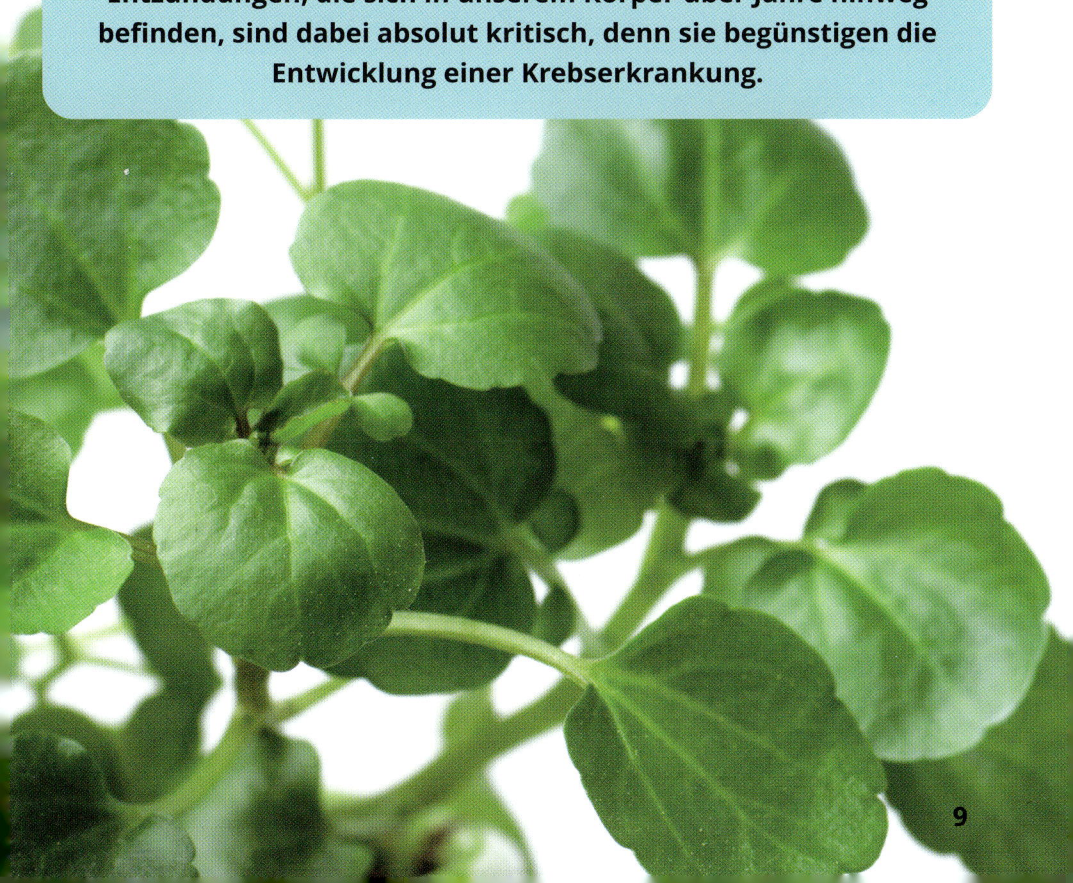

Deshalb muss unser Körper täglich mit Nährstoffen versorgt werden, die wie eine Dauertherapie wirken, Entzündungen hemmen und vor Krebs schützen. **Nutze dazu ab sofort jeden Tag!**

Dieses Buch ist eine komprimierte Zusammenfassung aus sieben Jahren intensiver Recherchen zum Thema Krebs. Die Informationen stammen aus zahlreichen Büchern, Studien bzw. Publikationen und Aussagen der derzeit führenden Krebsforscher.

Ich habe versucht, die Hintergrundinformationen auf ein Minimum zu reduzieren und nur das zu vermitteln, was wichtig ist und was Du wirklich wissen **musst**. Dieses Buch erspart Dir monatelange Recherchen zum Thema Krebs. Im Internet kursieren so viele unnötige und teilweise nicht geprüfte Informationen, was Dich beim Lesen letztendlich nur verunsichert. Die Anregungen und Tipps in diesem Ratgeber sind klar, verständlich und sehr schnell praktisch anzuwenden.
Wer dieses Buch gelesen hat, wird unentbehrliche Lebensmittel zum fixen Bestandteil des Speiseplans machen. Du erfährst, wie die krebshemmenden Stoffe beim Kochen erhalten bleiben und diese die **effektivste Wirkung in Deinem Körper** erzielen.

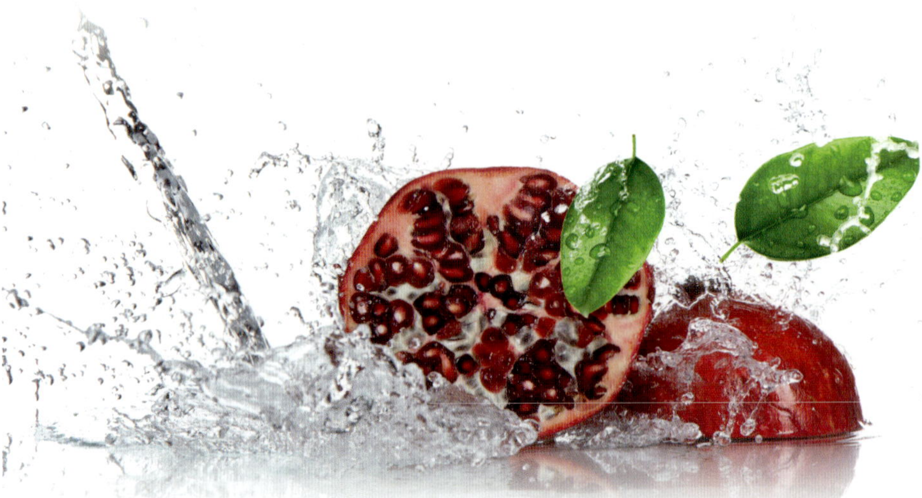

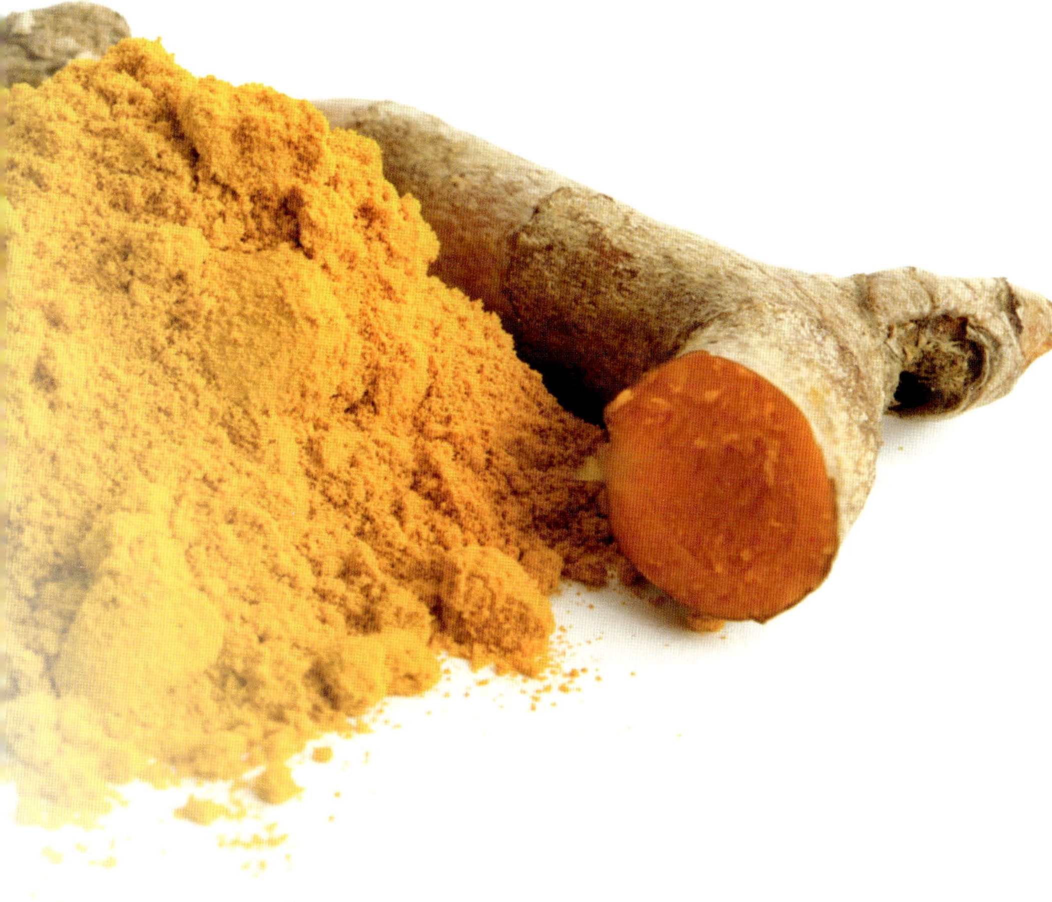

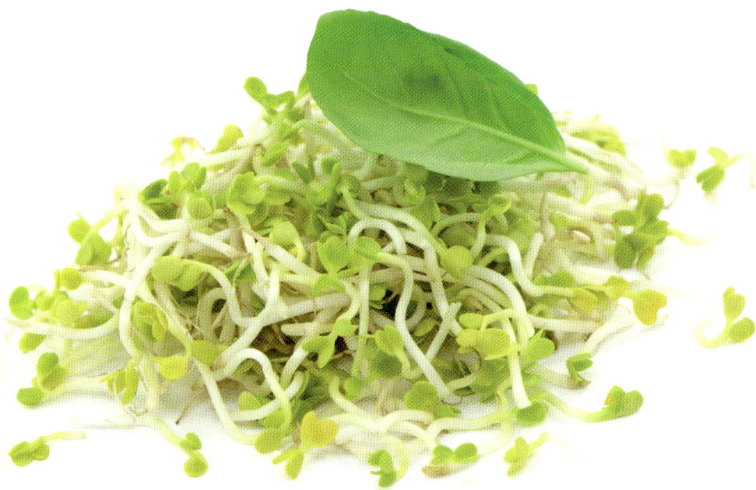

1. Einleitung

Wozu ein Buch schreiben?

Nach meiner Krebsdiagnose stand ich psychisch so unter Druck, dass ich alles, was ich zu dem Thema hörte und las, auf die Waagschale legte. Noch größer wurde dieser Druck, als ich mehr über das Thema Krebs wissen wollte und deswegen damit begann, Studien zu lesen, in denen die psychologische Komponente völlig außer Acht gelassen wird. Schließlich geht es in diesen Studien auch darum, Ergebnisse neutral zu betrachten und anschließend entsprechend auszuwerten.

Es ist aber ein sehr großer Unterschied, ob man eine Studie als ‚noch gesunder Mensch' oder bereits als Krebspatient liest.

Dem Gesunden macht es nichts aus, dass im Text der Studie immer von **Sterberate** die Rede ist oder beim Test eines bestimmten Medikaments die Placebo-Gruppe eine weniger hohe Lebenserwartung hatte als die anderen 1000 Probanden. Die Studie wird objektiv betrachtet und aus ihr werden sachliche Rückschlüsse gezogen.
Der Krebspatient vergleicht jedoch automatisch jede Aussage mit seinem derzeitigen persönlichen Schicksal und daraus ergeben sich unweigerlich Angstzustände.
Mir persönlich ist es in den Monaten nach der Diagnose sehr gut gelungen, alle negativen Einflüsse von außen auszublenden und den Fokus nur auf meine persönliche Heilung zu legen. Aus Gesprächen mit ebenfalls Betroffenen weiß ich aber, dass dies von vielen Faktoren abhängt und nicht jedem Patienten gleichermaßen gut gelingt.
Freunde und Patientinnen, denen ich von meiner erfolgreichen Lebensumstellung und meinem Ernährungsprogramm erzählte, haben mich zum Schreiben dieses Buches motiviert.

Bei sehr vielen Publikationen zum Thema Krebs, die größtenteils von Universitätsprofessoren und Krebsforschern geschrieben wurden, gehen die Autoren ins Detail. All diese Informationen sind hochinteressant und äußerst wichtig.

Ich hätte mir nach meiner Krebsdiagnose aber ein Buch wie dieses gewünscht und wäre sehr dankbar gewesen, wenn mir jemand nach der Strahlentherapie ein Buch in die Hand gedrückt und gesagt hätte:

„Hier hast Du einen einfachen Ratgeber und Leitfaden für Deine persönliche Lebensumstellung. Es ist ein Schritt in die richtige Richtung und die Zusammenfassung aus sieben Jahren intensiver Recherchen zum Thema Krebs. Einerseits sind es die neuesten Erkenntnisse der Wissenschaft, andererseits handelt es sich um ein sehr leicht verständliches Programm, das Du 1:1 durchführen kannst."

In erster Linie bin ich durch konsequente Einhaltung dieses Ernährungskonzepts und duch die Unterstützung der Schulmedizin wieder ganz gesund geworden, weil ich mein Leben nicht dem Zufall überlassen habe. Unabhängig davon, ob bereits betroffen oder nicht – kannst Du grundsätzlich nichts falsch, wenn Du Dir die Tipps zu Herzen nimmst und umsetzt.

Deine Claudia Priewasser

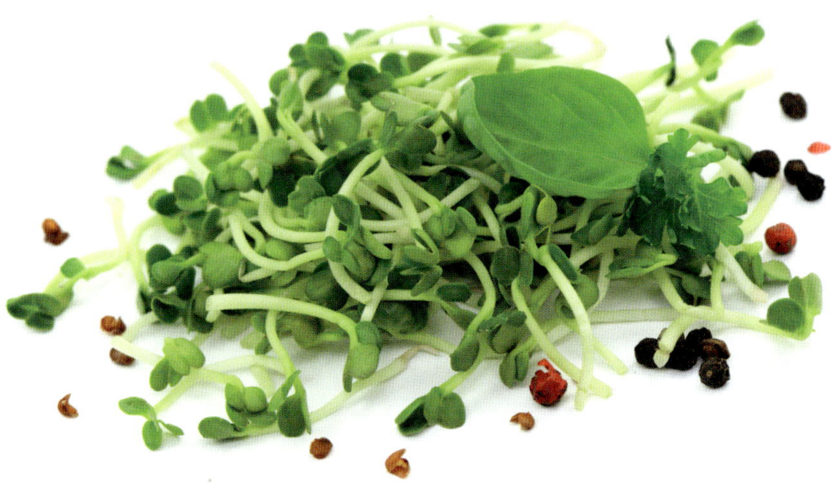

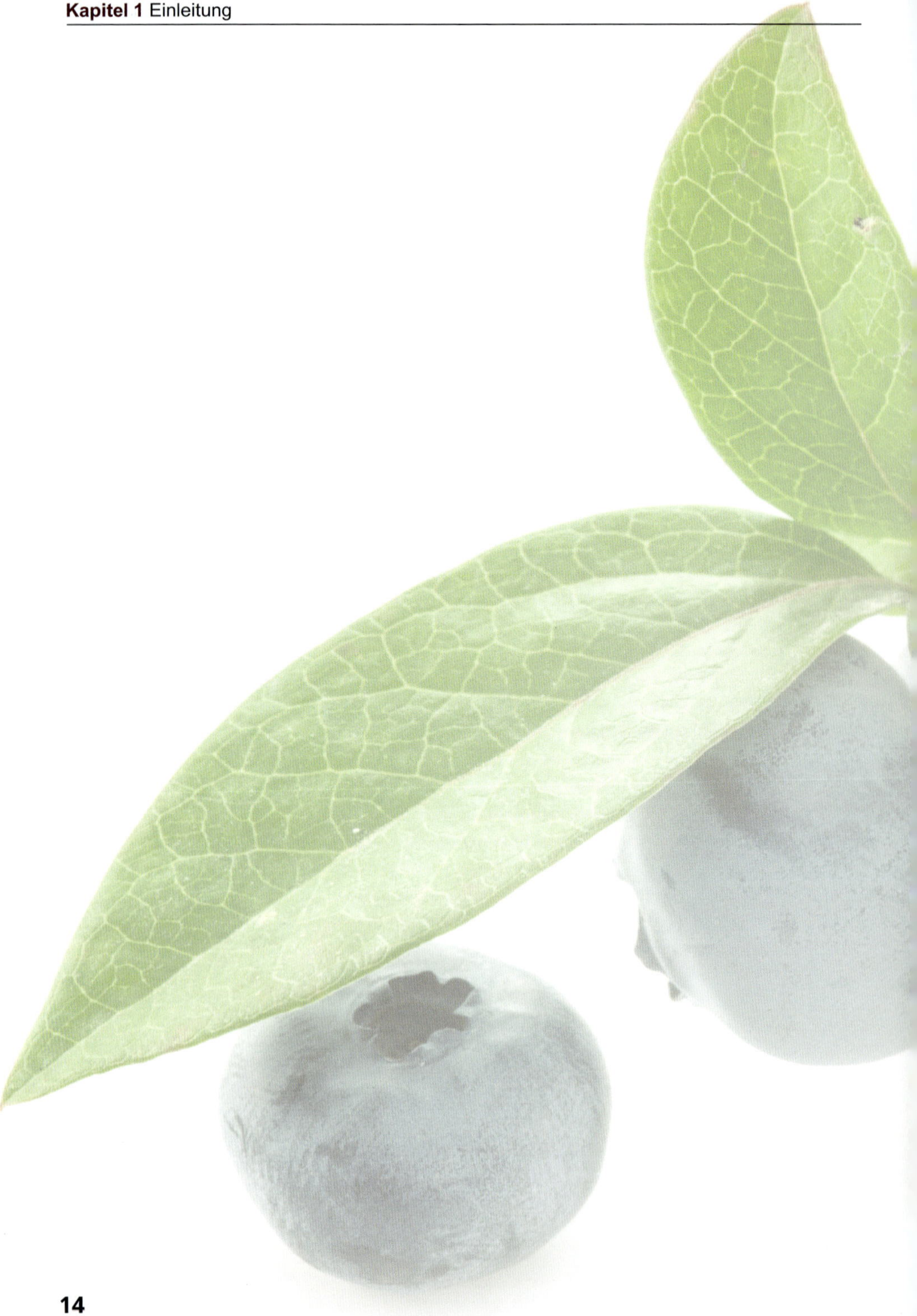

Wichtige Informationen und Tipps für den Verzehr von empfohlenen Lebesmitteln

Wenn Du im Buch dieses Symbol  siehst, ist dies eine **wichtige Information**, die Du unbedingt beherzigen solltest!

Wenn Du im Buch den Granatapfel 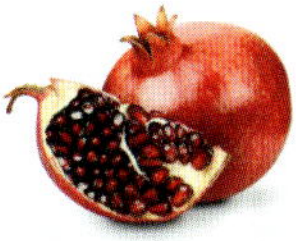 als Symbol siehst, ist dies ein **Tipp für den Verzehr** bzw. eine Anleitung, wie ich persönlich dieses Nahrungsmittel zu mir nehme.

Die Ursachen meiner Erkrankung

Solange ich zurückdenken kann, gehört Figurbewusstsein zu meinem Leben. Für mich war das immer Grundlage dafür, mich wohlzufühlen, mit Selbstvertrauen durchs Leben zu gehen und glücklich zu sein.

Kaum ein Kilo zu viel, schon wurde das Essen extrem reduziert und zwar solange, bis die Waage wieder ein Gewicht anzeigte, das für mich perfekt erschien. In meinem Fall waren dies maximal 56 Kilo bei einer Körpergröße von 172 cm.

Dieses Gewicht hielt ich damit, dass ich teilweise über Wochen nur eimal am Tag eine Mahlzeit zu mir nahm. Mit dieser Ernährungsgewohnheit wurde der erste Grundstein für eine spätere Brustkrebserkrankung bereits gelegt, was mir damals aber noch nicht bewusst war. Zudem kam anhaltender Stress auf der Dauernachtschicht bei ungefähr 60 Stunden pro Woche hinzu.

Wenn ich heute darüber nachdenke, ist mir Folgendes klar:
Mit meinem Lebensstil war die Grundvoraussetzung geschaffen, eine Krebserkrankung zu entwickeln.

Fehlernährung, Dauerstress, sehr wenig Schlaf und absolute Unwissenheit über die Entstehung von Krebs – das perfekte Rezept für eine lebensbedrohliche Erkrankung!

Warum sollte **ich** Brustkrebs bekommen? Das betrifft immer nur andere Frauen. Ich nahm mir auch gar keine Zeit darüber nachzudenken, denn mein Berufsleben hatte mich zu 100 Prozent erfüllt und mein Privatleben stand auf einer soliden Basis.

Natürlich spricht man im Bekanntenkreis oder erfährt aus den Medien immer wieder von Krebserkrankungen, aber glücklicherweise ist man ja nicht selbst betroffen.
Bei einer Powerfrau hätten Krebs und andere ernsthafte Krankheiten ohnehin keine Chance. Ich gehörte zu jenen Menschen, die selten krank waren. Eine Grippewelle in der Schule, fast alle in der Klasse wurden angesteckt, nur ich nicht. Krankenstand im Beruf – eine absolute Ausnahme – so gut wie nie! Deswegen würde ich auch sicher gegen eine Krankheit wie Krebs ‚immun' sein.

Am **19. Mai 2011** bekam ich die Bestätigung, dass ich mich geirrt hatte.

Die Diagnose

Durch jahrelanges Sparen und harte Arbeit konnte ich mir im Frühjahr 2011 mein absolutes Traumauto leisten. In jeder Hinsicht war alles perfekt und ich war wunschlos glücklich, nur etwas störte mich:

Beim Duschen entdeckte ich plötzlich eine Veränderung an der rechten Brust bzw. war dort eine kleine Erhöhung sichtbar. Da sechs Monate zuvor die Brust von meinem Frauenarzt untersucht wurde und alles in Ordnung zu sein schien, machte ich mir darüber anfangs keine Sorgen. Auf Drängen meines Lebensgefährten ging ich aber dann doch zu meiner Hausärztin und ließ mich zum Radiologen überweisen, um die Sache mit Mammographie und Ultraschall eindeutig abzuklären. Der Radiologe sagte mir dann an einem sonnigen Nachmittag:

„Frau Priewasser, Sie haben Brustkrebs, es sieht sehr schlecht aus! Da kommt jetzt eine sehr harte Zeit auf Sie zu."

Noch nie zuvor in meinem Leben hatten sich Worte so erbarmungslos in mein Bewusstsein gebrannt.

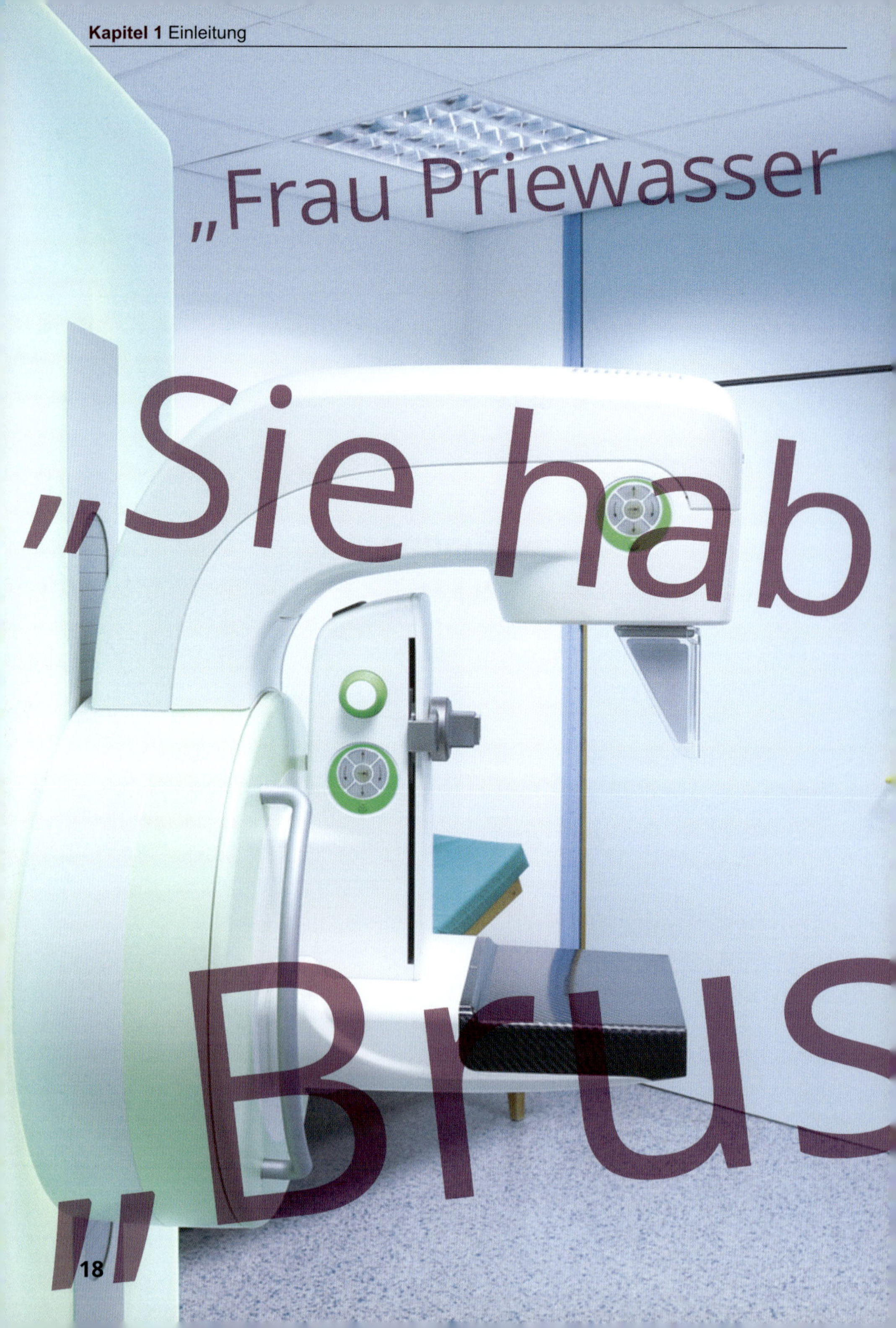

„Frau Priewasser

„Sie hab

„Brus

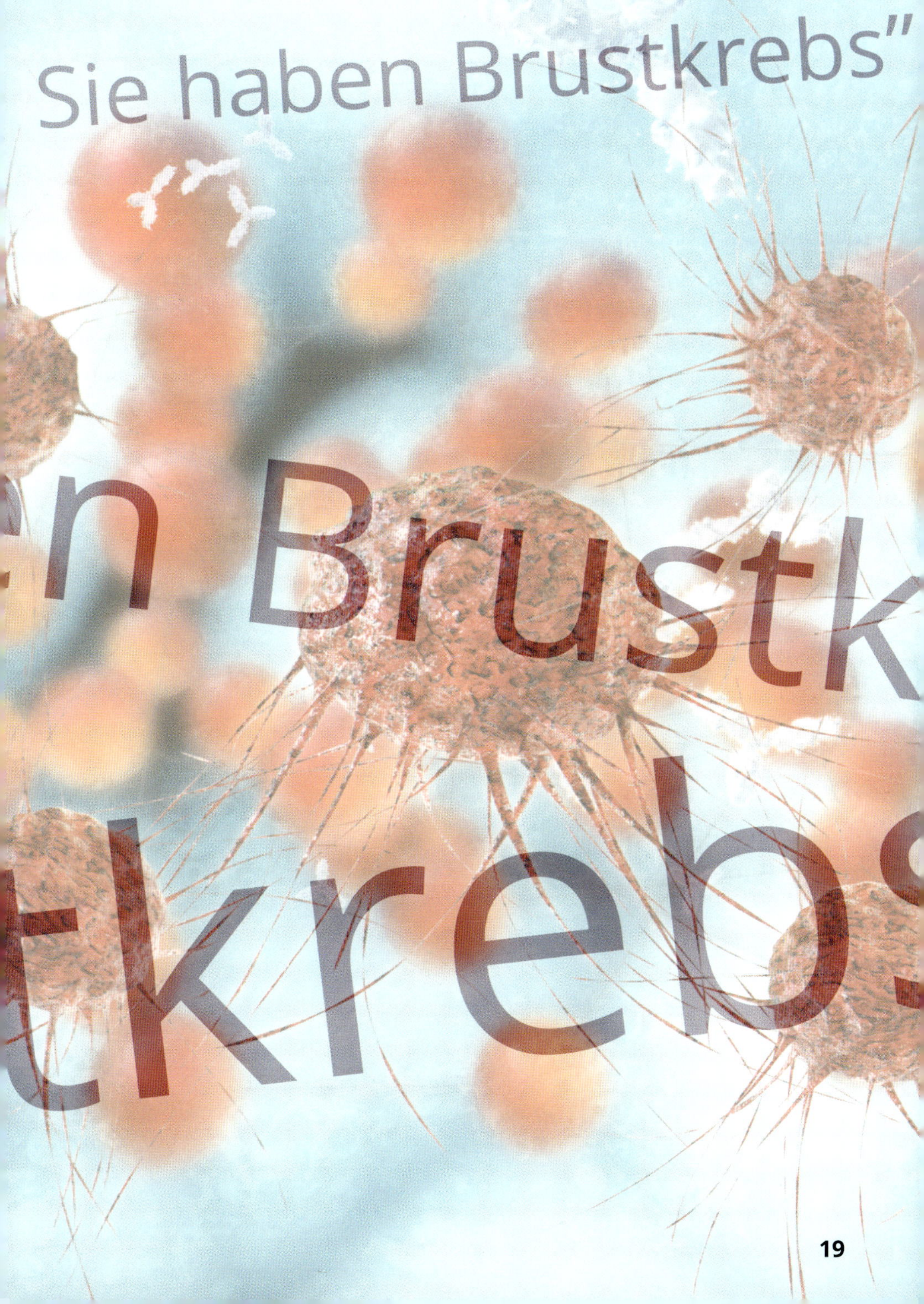
Sie haben Brustkrebs"

„Wahnsinn, ich habe Krebs“, dachte ich und konnte keinen klaren Gedanken mehr fassen. In meinem Kopf stand Krebs bisher unmittelbar mit dem Tod in Verbindung und ich fragte mich nur noch, wie lange ich wohl noch leben werde?

Sind es Monate, sind es vielleicht Jahre? Auf jeden Fall war mein Tod jetzt viel näher als erwartet, meine Zukunftspläne waren von der einen Sekunde auf die andere durchkreuzt und im gleichen Moment begann ich, Menschen um mich herum zu ignorieren.
Alles läuft ab wie ein Albtraum.

Warum musste es ausgerechnet mich treffen?

Das Empfinden nach einer Brustkrebsdiagnose kann nur eine Frau nachvollziehen, die dieses Trauma selber erlebt hat. Auch wenn man Mitgefühl von anderen bekommt, man weiß, es betrifft den **eigenen Körper.**

Nach den ersten Untersuchungen im Brustzentrum Salzburg stellte sich heraus, dass der Tumor 2,2 cm Durchmesser hatte und sofort operativ entfernt werden musste. Bei der Operation wird der Tumor aus der Brust entfernt, in der Achselhöhle werden mehrere Lymphknoten entnommen und untersucht. Dies dient dazu, um festzustellen, ob bereits ein Lymphknotenbefall vorliegt, was ein Zeichen für eine fortgeschrittene Krankheit wäre. Tatsächlich befand sich meine Erkrankung im Anfangsstadium, da die Lymphknoten nicht befallen waren. Ein erster Lichtblick nach zwei Wochen des Bangens und Hoffens. In Abstimmung mit mehreren Onkologen entschied ich mich dazu, auf eine Chemotherapie zu verzichten. Was mir allerdings sinnvoll erschien, war eine dreiwöchige Strahlentherapie. Mit dieser ist es möglich, Tumorreste, die eventuell bei einer OP nicht entfernt wurden, abzutöten.

Zur Nachbehandlung wurde mir eine dreijährige Hormontherapie mit Zoladex und eine fünfjährige Therapie mit Tamoxifen empfohlen.

Zoladex wird mit einer sehr schmerzhaften Injektion alle 28 Tage in den Bauch gespritzt und verhindert die Bildung des weiblichen Sexualhormons Östradiol in den Eierstöcken.

Tamoxifen wird täglich als Tablette eingenommen. Es gehört zur Wirkstoffgruppe der Antiöstrogene und blockiert die Bindung von Östrogen an den Hormonrezeptor der Krebszellen.

Auf die genaue Wirkungsweise dieser beiden Medikamente möchte ich nicht näher eingehen. In Studien hat sich aber gezeigt, dass eine Behandlung von Brustkrebs mit diesen beiden Medikamenten sinnvoll ist und insgesamt zu einer höheren Lebenserwartung führt.

Wenn diese Studien auch vielversprechend sind, möchte ich Brustkrebs-Betroffene darauf aufmerksam machen, sich keinesfalls nur alleine auf diese beiden Medikamente zu verlassen!

Ein sehr bekannter Krebsforscher aus Amerika schrieb mir per Mail, Tamoxifen könne die **Ursache** der Krankheit **nicht** bekämpfen und verwies dabei auf die hohe Rückfallrate bzw. die Nebenwirkungen.

Er riet mir, das Medikament für die vorgesehene Zeit zwar einzunehmen, diese Zeit aber effektiv zu nutzen, dem Körper täglich die wichtigsten krebshemmenden Nährstoffe zuzuführen und ihn damit wieder **vollständig zu heilen.**

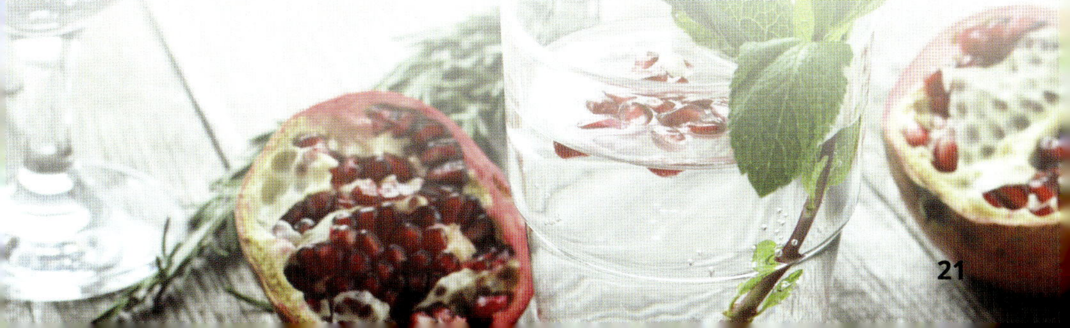

Erste Veränderungen der Lebensgewohnheiten

Nach Abschluss der Strahlentherapie war es für mich wieder möglich, klar zu denken. Allerdings hatte ich anfangs sehr wenig Kraft, die alltäglichen Dinge des Lebens zu meistern.

Mittlerweile begann auch mein Lebensgefährte damit, intensiver über das Thema Krebs zu recherchieren. Eines Tages kam er vom Einkauf nach Hause und hatte zwei Granatäpfel mitgebracht: *„Ich habe gelesen, dass Granatapfel gegen Brustkrebs wirkt"*, meinte er und bat mich, ab jetzt regelmäßig diese Frucht zu essen.

Ein Granatapfel war mir fremd, ich schälte ihn wie einen Apfel und biss dann in die bittere Frucht. Nur die roten Kerne sind genießbar, was sich aber erst etwas später herausstellte. *„Nein danke, aber so etwas muss man ja wirklich nicht essen"*, sagte ich.

Heute ist der Granatapfel fixer Bestandteil meines Speiseplans.

Mein Interesse für das Thema Nachsorge wurde letztendlich dadurch geweckt, dass mein Lebensgefährte hierbei einfach nicht lockerließ.

In der Zwischenzeit hatte er ein Buch gekauft: ***Krebszellen mögen keine Himbeeren***, von Prof. Dr. med. Richard Béliveau, mittlerweile einer der bekanntesten Krebsforscher. In diesem Buch wird sehr verständlich erklärt, wie die Krankheit Krebs entsteht. Es werden hier eine Reihe von Nahrungsmitteln vorgestellt, die krebshemmende Stoffe enthalten. Plötzlich begann ich, mich für dieses Thema zu interessieren und las ein Buch nach dem anderen. Ich vertiefte mich in Studien, verglich Ergebnisse, nahm Kontakt mit Forschern und Onkologen in aller Welt auf und erhielt dabei Informationen aus erster Hand.

Heute ist mir klar, dass meinem Körper die wichtigsten Bausteine vorenthalten wurden und so eine Krebserkrankung unausweichlich war. Aus all meinen intensiven Recherchen entstand eine Liste von Lebensmitteln, die heute gezielt in den Speiseplan eingebaut werden, ohne dafür einen strikten täglichen Zeitplan einzuhalten. Es ist ganz einfach, krebshemmende Nährstoffe regelmäßig zu sich zu nehmen.

Die Entscheidung, sich mit dem Thema auseinanderzusetzen, war meiner Meinung nach das einzig Richtige, was mir durch folgende Tatsache bestätigt wurde:

2012 entdeckte man in meiner linken Brust bei der MRT-Kontrolluntersuchung einen Fokus mit 4 mm Durchmesser, der schnell Kontrastmittel aufgenommen hatte. Ich bin davon überzeugt, dass dies der Beginn eines Rückfalls gewesen wäre.

Bis zum Jahr 2015 konnte man anhand der halbjährlichen Untersuchungen verfolgen, wie der Fokus immer kleiner wurde, bis er schließlich **nicht mehr erkennbar war.**

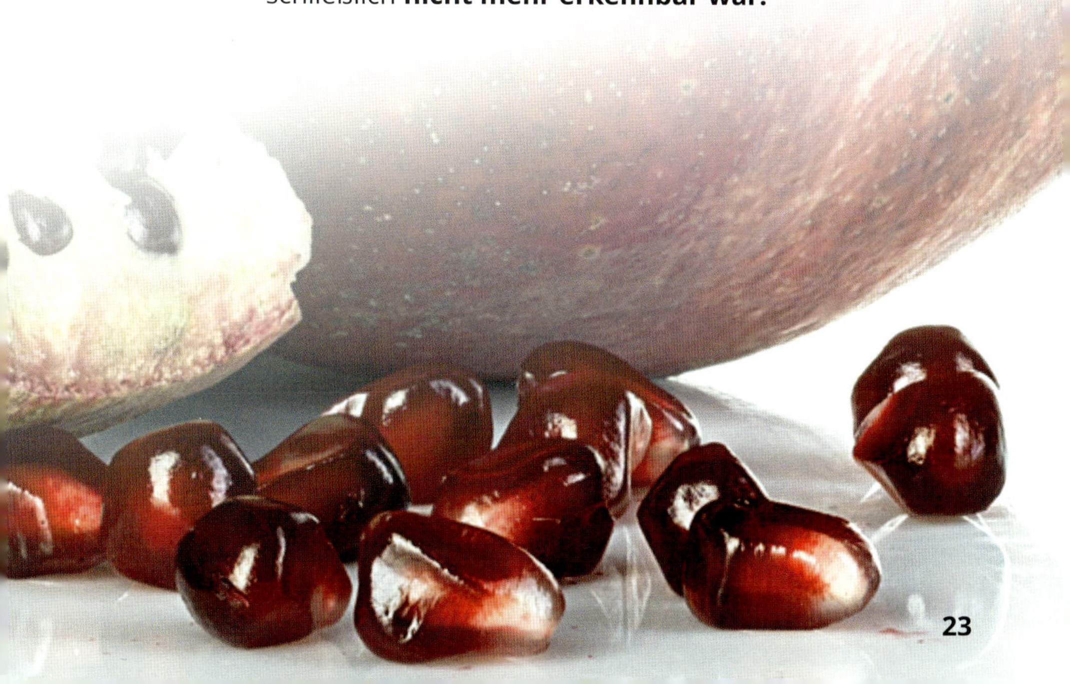

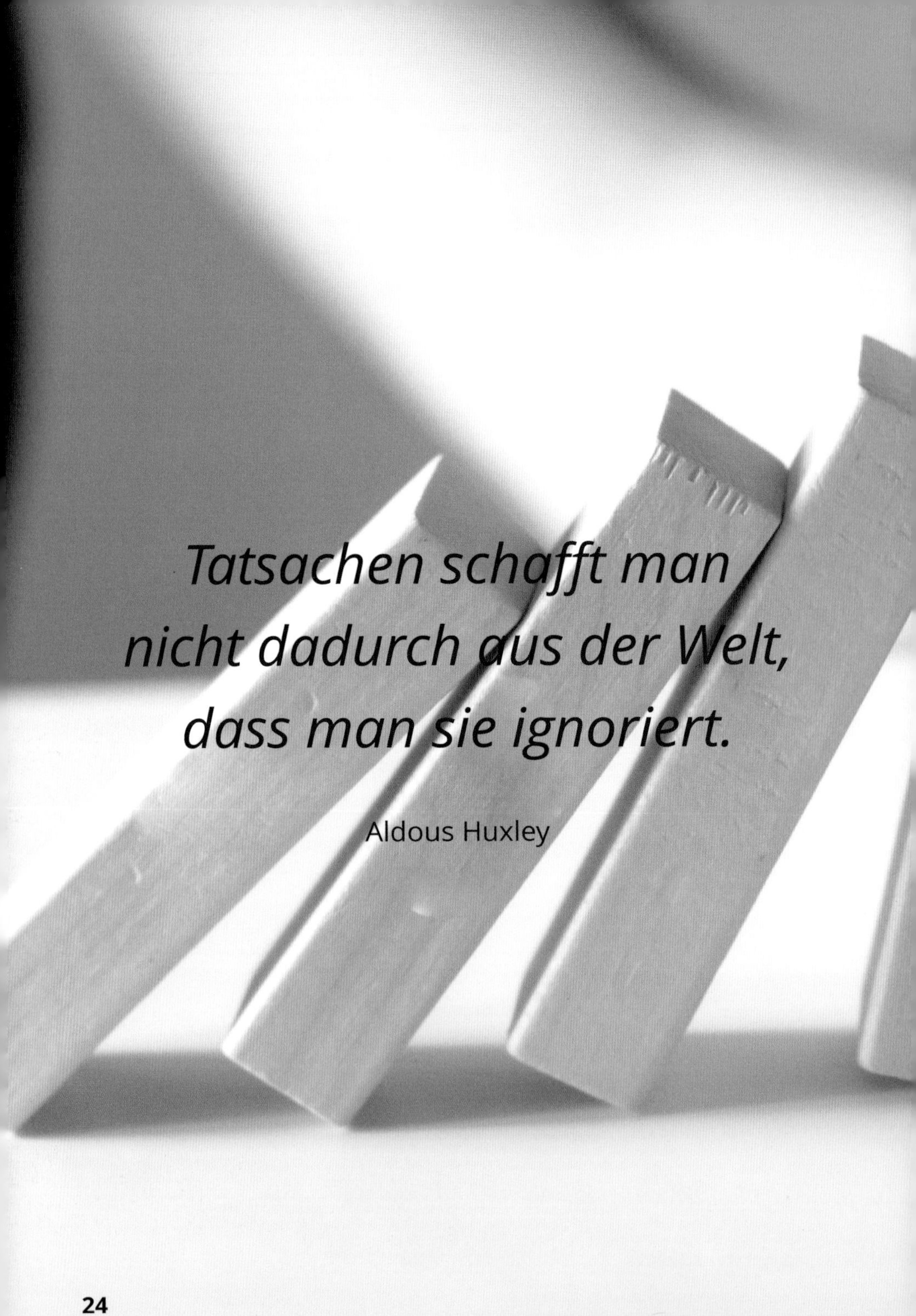

Tatsachen schafft man nicht dadurch aus der Welt, dass man sie ignoriert.

Aldous Huxley

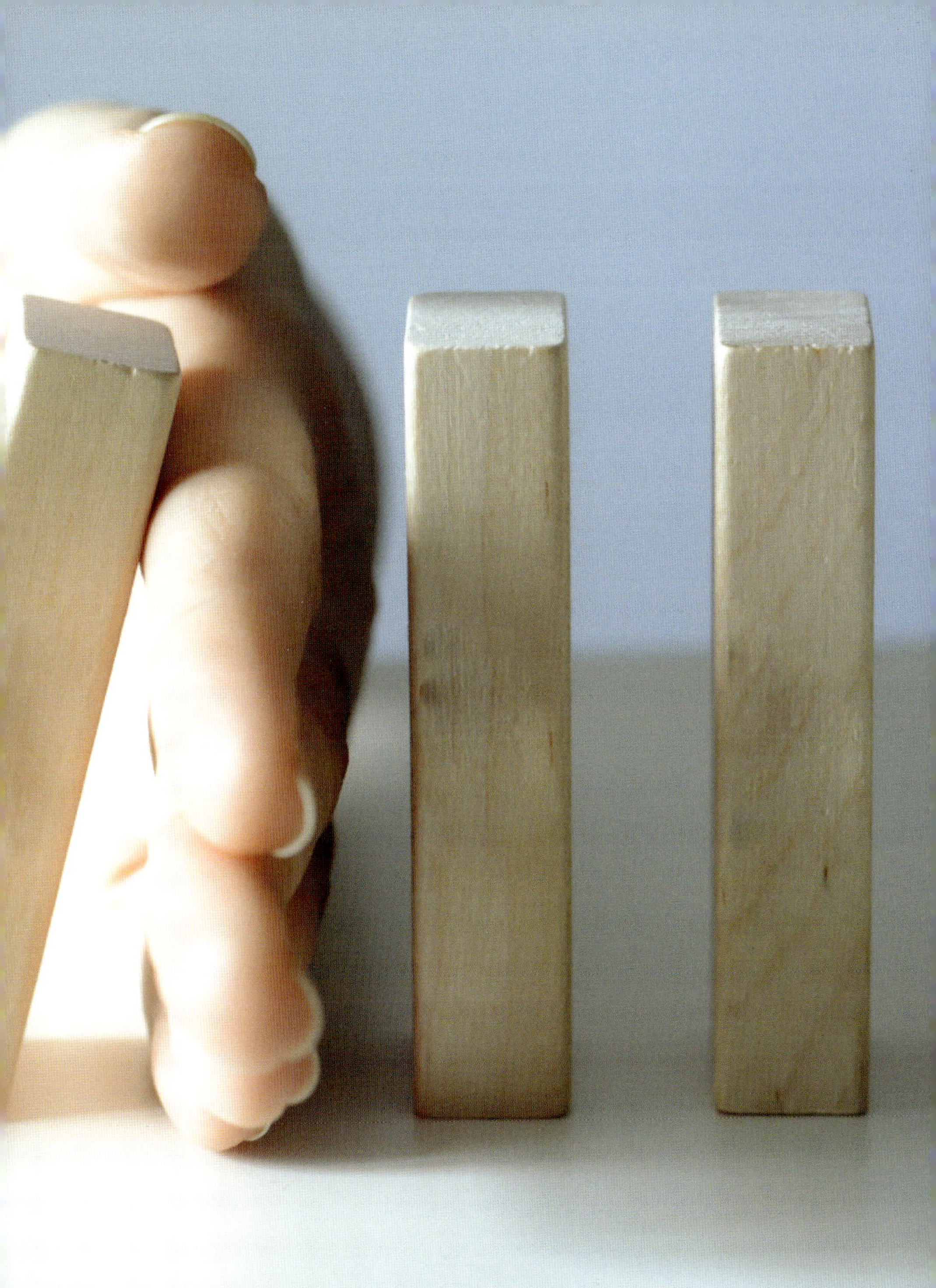

Starte mit Sport!

Bewegung und Sport spielen bei der Vorbeugung gegen Krebs, bei der Nachbehandlung und unterstützend zur Krebstherapie eine wesentliche Rolle. Durch körperliche Aktivität schützt Du Dich vor Herz-Kreislauf-Erkrankungen, stärkst nicht nur Muskeln und Gelenke, sondern beugst nach neuesten wissenschaftlichen Erkenntnissen bestimmten Krebserkrankungen vor.

Frauen und Männer, die regelmäßig Sport betreiben, erkranken laut der Statistik viel seltener. Für an Krebs erkrankte Menschen ist körperliche Bewegung äußerst wichtig.

Fitnesstraining hat einen positiven Einfluss auf die Psyche und den physischen Zustand des Patienten.

Warum schützt Bewegung vor Krebserkrankung?

Regelmäßiger Sport in entsprechend angemessener Dosierung wirkt sich günstig auf die Immunabwehr unseres Körpers aus, was Untersuchungen am Immunsystem von Sportlern gezeigt haben.

Wichtige Information!

Überanstrengung ohne ausreichende Ruhephasen machen den schützenden Effekt von Sport jedoch wieder zunichte!

Ein Beweis dafür ist, dass Hochleistungssportler bei überdurchschnittlicher körperlicher Anstrengung häufig an banalen Infekten erkranken.

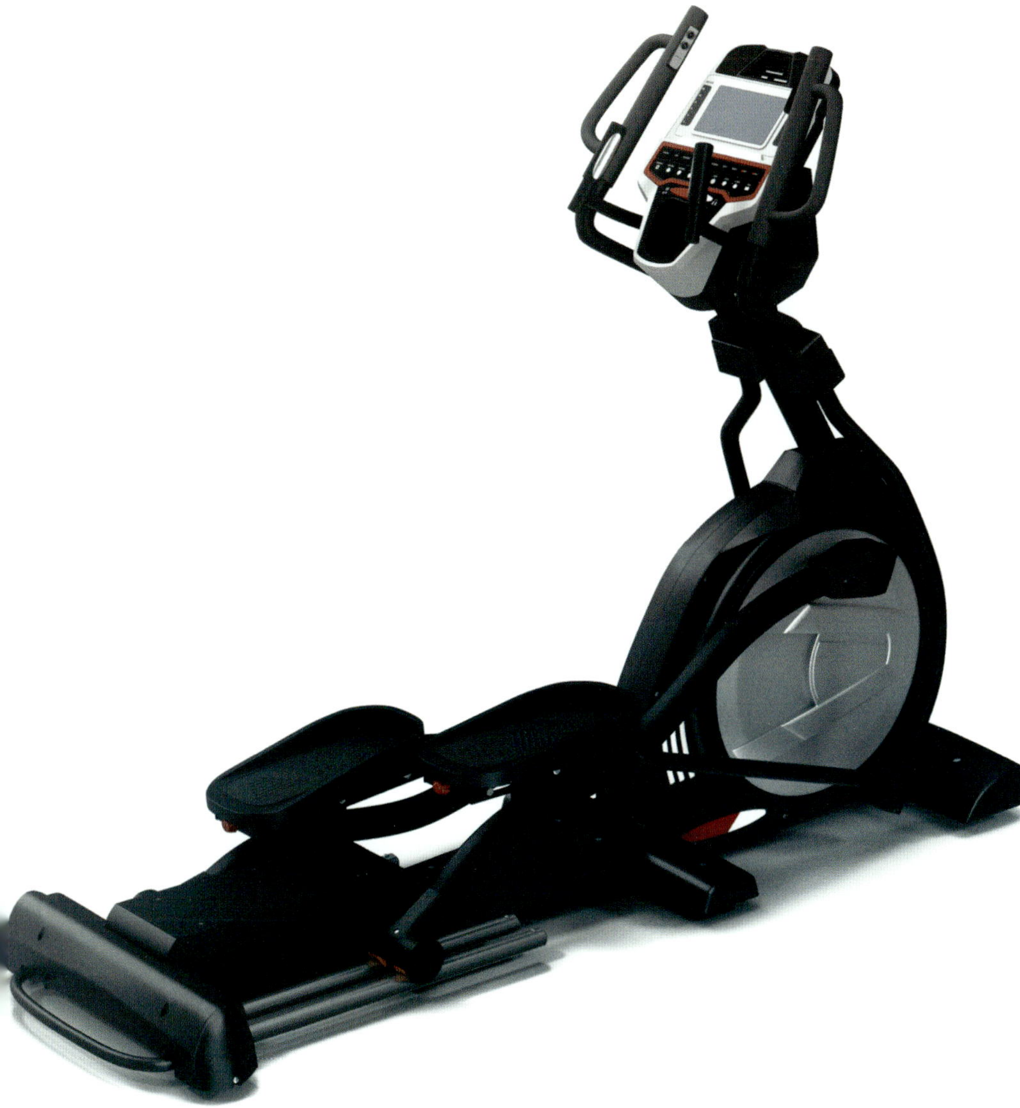

Wichtige Information!

Ich mache dreimal pro Woche 30–45 Minuten Ausdauertraining auf einem Crosstrainer. Diese Trainingszeit hat sich bewährt und wird von vielen Sportwissenschaftlern empfohlen. Investiere auch Du diese Zeit für die Gesundheit und Dein Wohlbefinden. Schon nach wenigen Wochen fühlt man die positiven Effekte!

Hinweis für Betroffene:

Aufgrund starker Erschöpfung fällt es vielen Menschen schwer, sich zu überwinden, Sport zu betreiben. Kläre deshalb gemeinsam mit behandelnden Ärzten den richtigen Zeitpunkt für den Start Deiner persönlichen Aktivitäten ab und lasse Dich vor dem Beginn sportmedizinisch untersuchen.
Wähle dann eine Sportart aus, die Dir Spaß macht!
Schließlich sind nicht nur ein paar Trainingseinheiten zielführend, sondern es geht vielmehr darum, Bewegung und Sport gezielt und langfristig auszuüben. Der positive Einfluss von Sport auf das psychische Wohlbefinden von Krebspatienten konnte in Studien eindeutig belegt werden. Es kommt dadurch zu einer Erleichterung von Ängsten und Depressionen, das positive Lebensgefühl wirkt sich auf den Verlauf der Krankheit und die Nachsorge günstig aus.

Wer Sport betreibt, steht mitten im Leben und durch körperliche Anstrengung und Belastung kann ein Stück Alltagsleben zurückgewonnen werden. Nur in wenigen Situationen können Bewegung und Sport Krebspatienten tatsächlich schaden.

Erhält man als Patient eine Bestrahlung oder eine konventionelle Chemotherapie, ist es möglich, auch während der Behandlungsdauer aktiv zu sein. Am Tag der Chemo sollte man jedoch aussetzen, so die Empfehlung des deutschen Krebsinformationsdienstes.

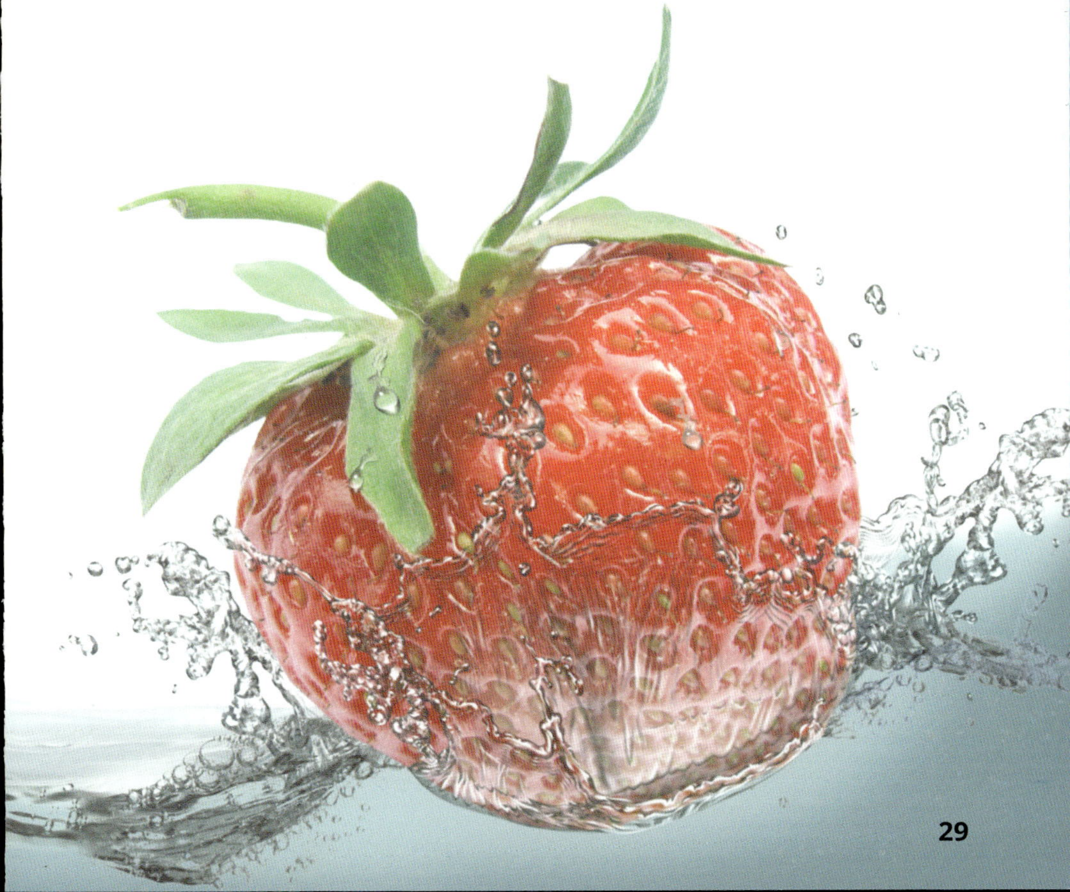

Vor etwa 20 Jahren zeigten erste Studien Folgendes auf: Patienten, die während einer Chemotherapie unter ärztlicher Kontrolle und mit entsprechender Vorsicht trainieren, sind leistungsfähiger. Sie leiden langfristig weniger unter Nebenwirkungen der Therapie, als jene Betroffene, die körperlich inaktiv bleiben. Aus Daten von Studien und Untersuchungen weiß man heute, sportlich aktive Menschen senken ihr Risiko, an Krebs zu erkranken, durchschnittlich um **20 bis 30 %.**

Die Gefahr eines Rückfalls nach einer Krebserkrankung kann durch sportliche Aktivität enorm reduziert werden.

Forschungsergebnisse bestätigen, dass dieser Effekt speziell bei **Brust-, Darm- und Prostatakrebs** besteht. Bei den genannten Erkrankungen konnte eine positive Auswirkung festgestellt werden, die vergleichbar mit einer Antihormontherapie ist. Frauen, die an hormonabhängigem Brustkrebs erkrankt sind, können mit Sport den Östrogenspiegel im Blut senken, was zu einem geringeren Wiedererkrankungsrisiko führt. Bewegung ist somit als begleitende Therapiemaßnahme sehr zu empfehlen. Viele Betroffene berichten von einem Leistungsaufbau und von einer Verbesserung der Lebensqualität schon nach sehr kurzer Zeit.

Wichtige Information!

Krankengymnastik oder ein Spaziergang alleine reichen nicht aus. Ich empfehle Dir eine Sportart, bei der Du auch mal richtig ins Schwitzen kommst! Wie bereits erwähnt, eignet sich dabei hervorragend ein regelmäßiges Training auf dem Crosstrainer. Wer lieber im Fitnessstudio anstatt zu Hause trainiert, findet in jedem Studio passende Geräte.

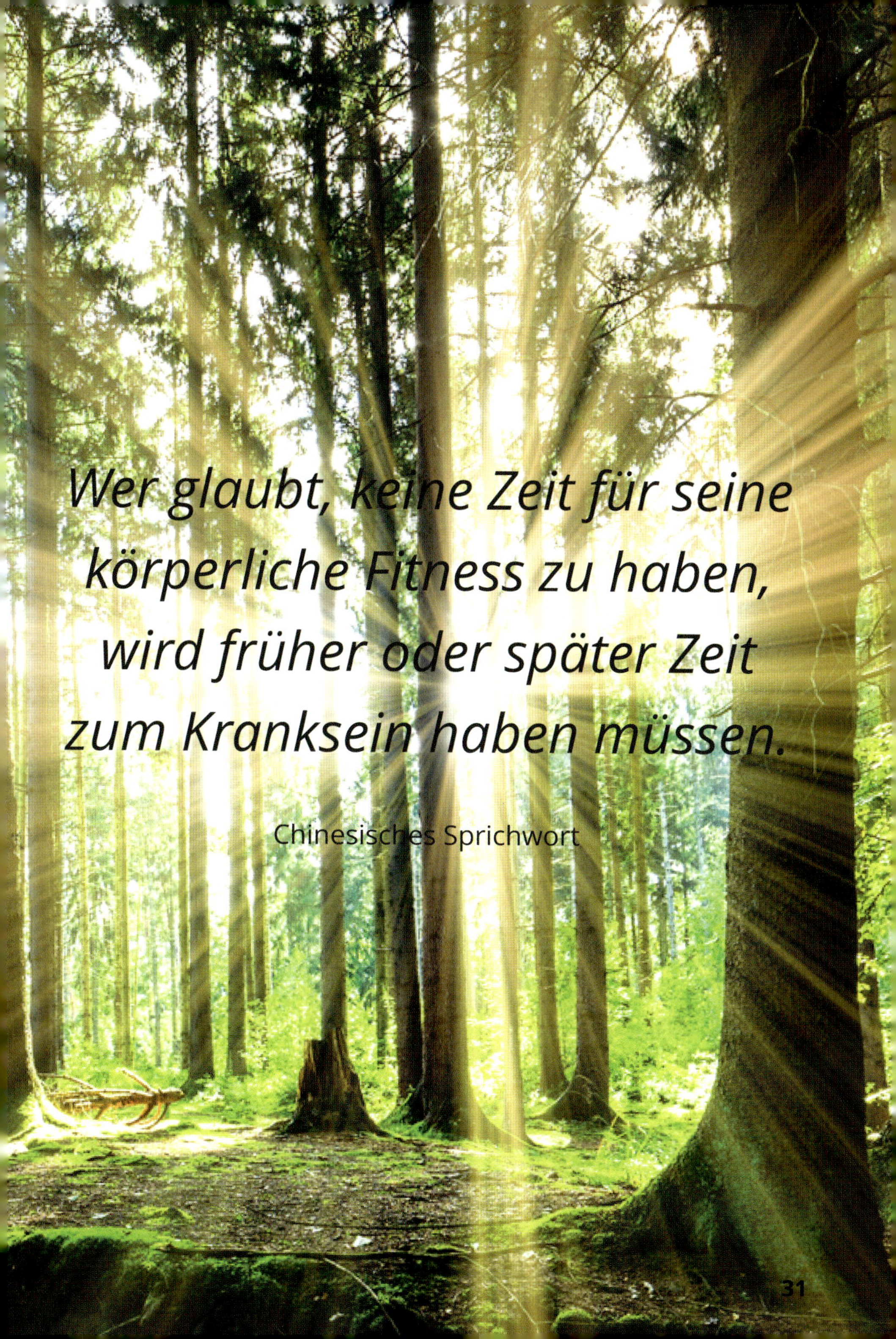

Wer glaubt, keine Zeit für seine körperliche Fitness zu haben, wird früher oder später Zeit zum Kranksein haben müssen.

Chinesisches Sprichwort

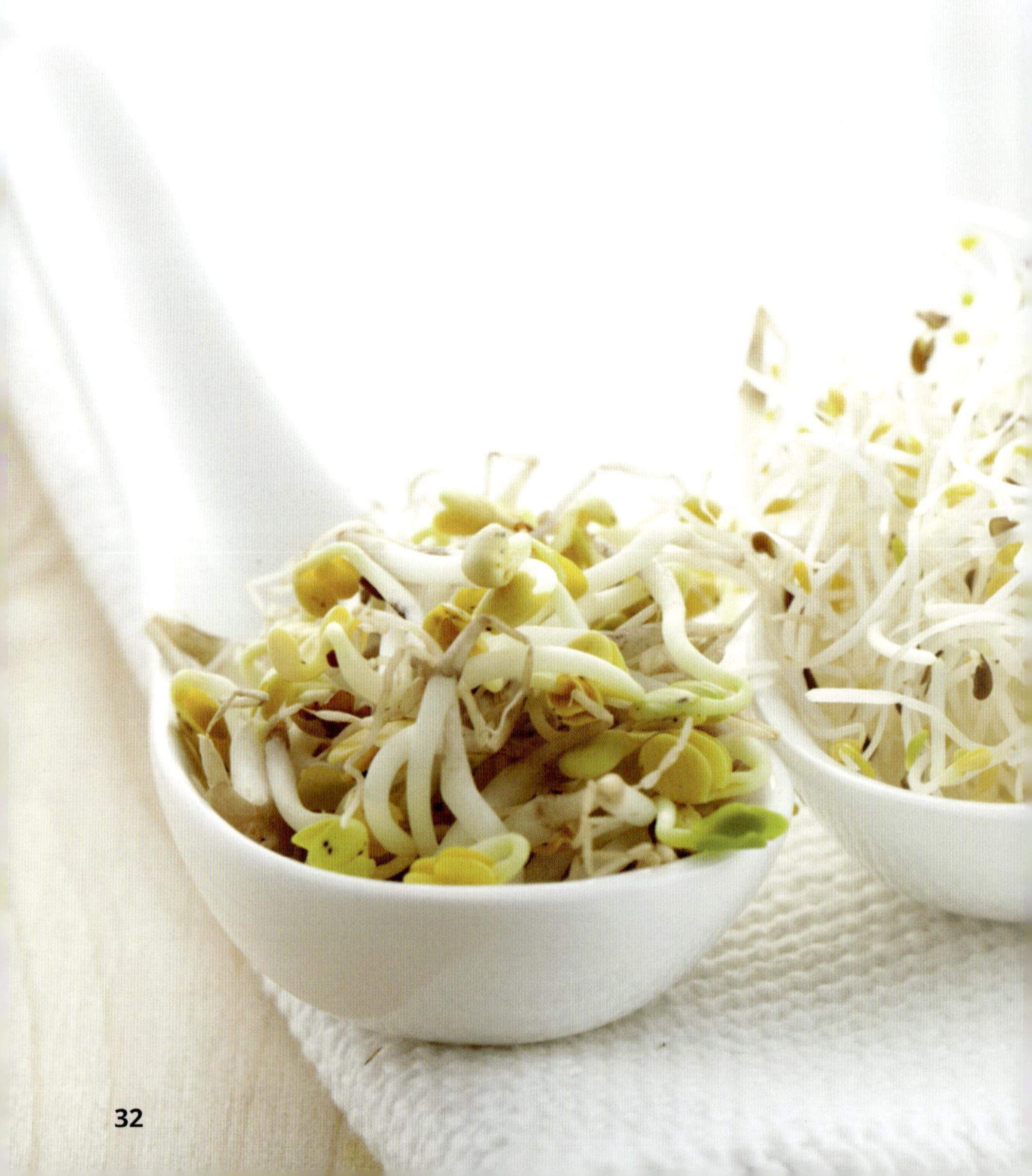

Vorinformationen zu den einzelnen Lebensmitteln

Auf den folgenden Seiten findest Du nun die wichtigsten Lebensmittel, die laut zahlreicher Studien krebshemmende Stoffe enthalten. Jedes davon wird nur mit den relevanten Informationen beschrieben. Ich gehe hier absichtlich nicht ins Detail, denn alleine über Kurkuma könnte man ein ganzes Buch schreiben bzw. dazu gibt es hier über 3000 Publikationen, die sich nur mit diesem Gewürz auseinandersetzen. Meine Recherchen waren oft sehr mühsam, weil selbstverständlich viele Studien zu den einzelnen Nährstoffen sehr detailliert und wissenschaftlich dargestellt werden. Um richtig vorzubeugen, brauchst Du aber nicht unbedingt die chemische Zusammensetzung eines jeden Stoffes zu kennen.

In der Regel benötigt man nur die Antworten auf folgende Fragen:

1. **Besteht eine krebshemmende Wirkung?**
2. **Wie kann die effektivste Wirkung erzielt werden?**

Ein Beispiel:

Das Gewürz **Kurkuma** hat eine hohe krebshemmende Wirkung. Das alleine zu wissen reicht aber nicht aus. Kurkuma vervielfacht seine Wirkung, wenn es gemeinsam mit **schwarzem Pfeffer** eingenommen wird! Darüber hinaus kann Kurkuma effektiv vom Organismus aufgenommen werden, wenn es zusammen mit Öl, am besten mit Olivenöl, verzehrt wird.

Alle nachfolgenden Informationen stammen von anerkannten Krebsforschern und Professoren, die zum Teil ihr ganzes Leben diesem Thema gewidmet haben. Ich gebe Dir dazu jeweils noch Tipps, in welcher Form und wie oft ich persönlich die Nährstoffe zu mir nehme.

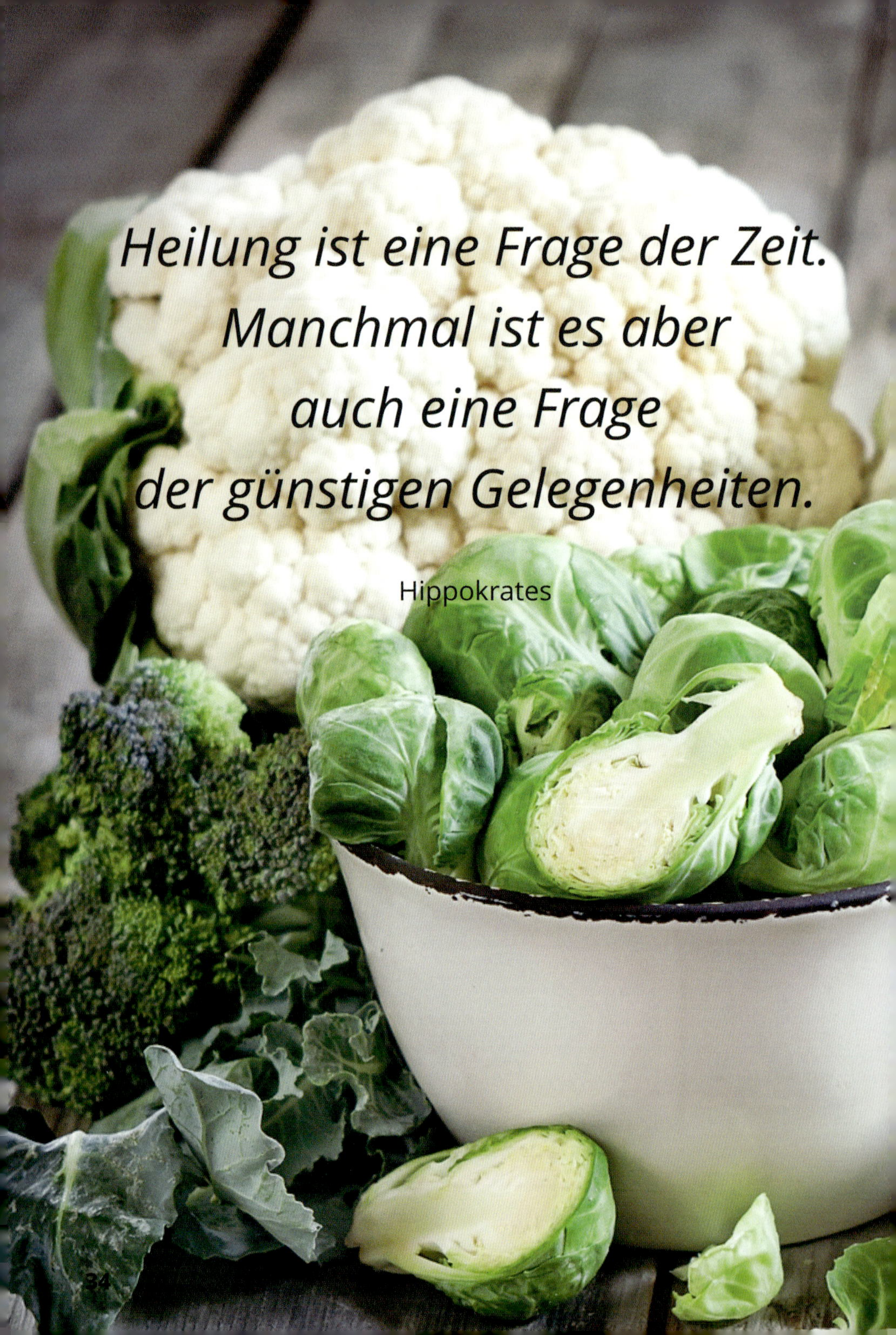
Heilung ist eine Frage der Zeit.
Manchmal ist es aber
auch eine Frage
der günstigen Gelegenheiten.
Hippokrates

2. Krebshemmende Lebensmittel

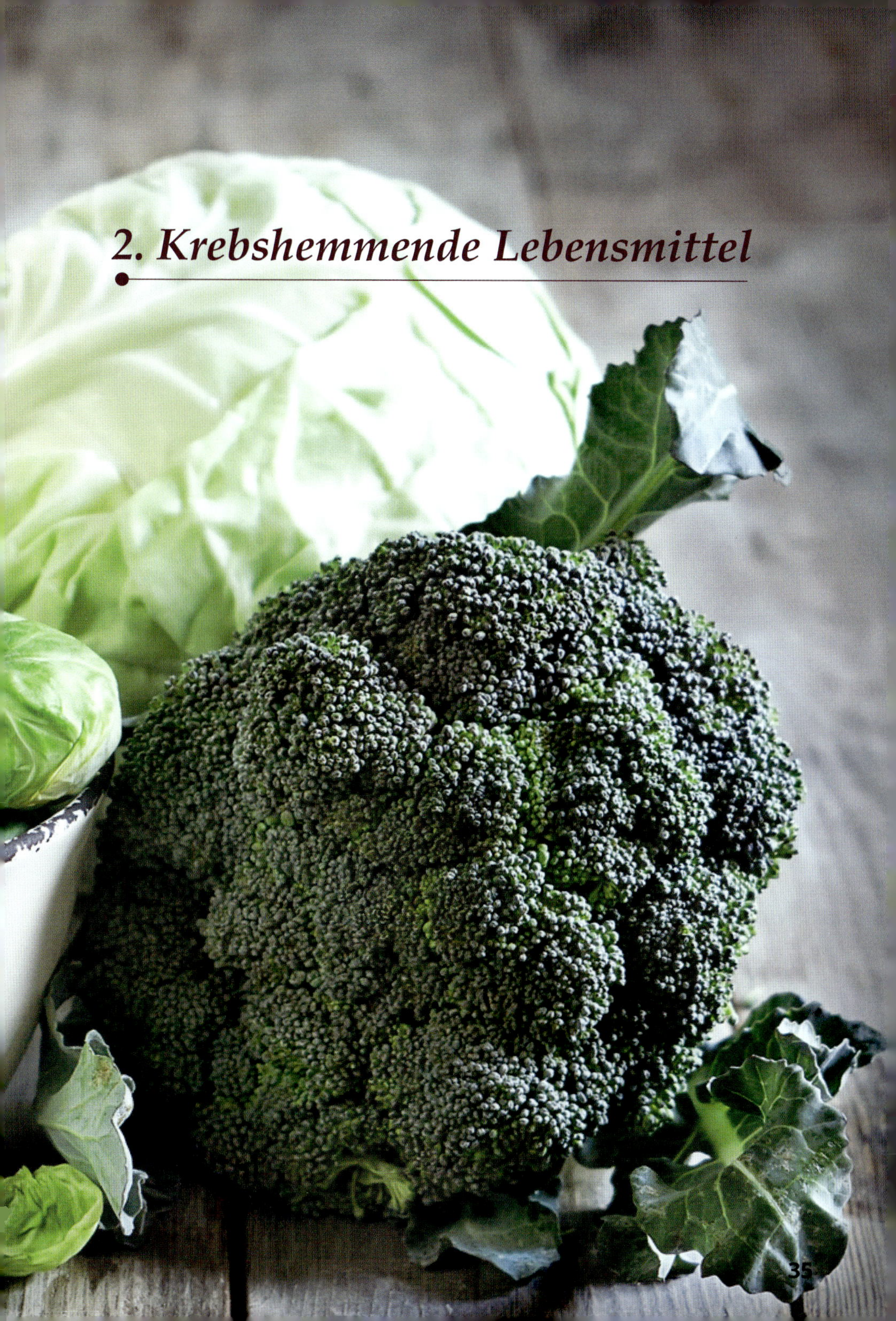

Paranüsse...

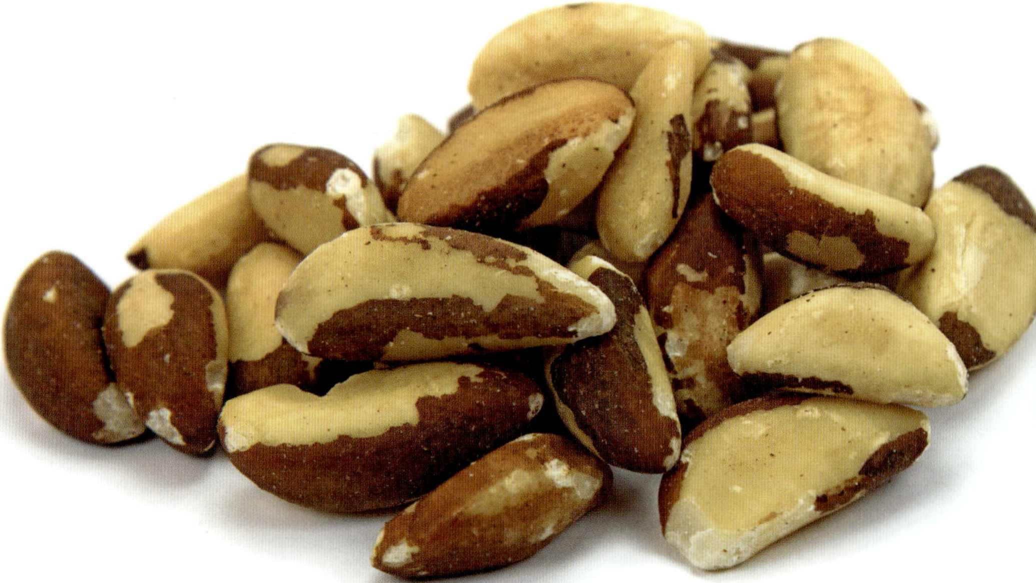

...schmackhaft, beste Selenlieferanten und in jedem Supermarkt erhältlich!

Tipp für den Verzehr!

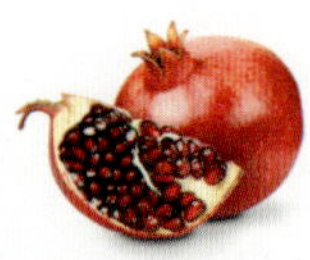

Mit zwei bis drei Paranüssen pro Woche kann der Selenbedarf gedeckt werden. Selenpräparate oder selenhaltige Lebensmittel sollten nicht gemeinsam mit Vitamin-C-haltigen Produkten eingenommen werden, weil sonst die Aufnahme des Spurenelements in den Körper verringert werden kann. Mindestens eine Stunde Abstand sollte zwischen der Aufnahme von Selen und Vitamin C gelassen werden!

Selen – was ist das?

Bis zu meiner Erkrankung hatte ich nicht gewusst, wie wichtig **Selen** [gesprochen: Seleen] für den menschlichen Körper ist.
Das Spurenelement ist essenziell, das heißt absolut lebensnotwendig für den Organismus. Die erforderliche geringe Menge muss regelmäßig über unsere Nahrung zugeführt werden, da der Körper nicht in der Lage ist, es selbst herzustellen.

Wichtige Information! 

Lasse beim Hausarzt Deinen Selenspiegel messen! Dabei wird Blut abgenommen und in ein Speziallabor gesendet. Nach ca. einer Woche erhält man den Befund, der in Österreich zurzeit 32,- Euro kostet. Der Test ist jedoch eine gute Investition in Deine Gesundheit.

Bei Krebspatienten konnte beobachtet werden, dass ein deutlich niedrigerer Selenspiegel im Blut vorliegt, als bei gesunden Personen. Je weiter die Krankheit fortschreitet, desto mehr sinkt dieser allmählich ab. Onkologen, die auf dem neuesten Stand der Wissenschaft praktizieren, empfehlen daher während einer Standardkrebstherapie eine zusätzliche Unterstützung mit Selenpräparaten. In vielen Studien konnte der Beweis für den positiven Effekt erbracht werden.

Auch bei mir lag der Wert weit unter dem Referenzbereich. Auf Empfehlung von **Prof. Dr. med. Hans Josef Beuth** nahm ich ab dem Beginn meiner Strahlentherapie das Präparat **Equinovo** ein.

Beuth ist Leiter des Instituts zur wissenschaftlichen Evaluation naturheilkundlicher Verfahren an der Universität zu Köln. Er ist Autor einiger interessanter und sehr empfehlenswerter Bücher zum Thema Krebs. Einen Link zu seinen Büchern sowie eine Buchempfehlung findest Du im Anhang.

Mit Equinovo konnte mein Selenspiegel in kürzester Zeit innerhalb des Referenzwertes gebracht werden. Heute nehme ich dieses Präparat noch regelmäßig, um besagten Wert sicherheitshalber auf einem entsprechenden Niveau zu halten. Erhältlich ist Equinovo auf Bestellung in jeder Apotheke.

Es gibt aber auch noch andere Möglichkeiten, den Gehalt im Blut zu beeinflussen: Iss regelmäßig **Paranüsse!** Sie zählen zu den besten Selenquellen, sind schmackhaft und überall im Handel erhältlich. Zwei bis drei dieser Nüsse pro Woche reichen normalerweise aus, um den Bedarf zu decken.

Gehe aber durch eine regelmäßige Blutabnahme lieber auf Nummer sicher. Meine Werte lasse ich zweimal pro Jahr messen – Du auch?

Warum ist Selen so wichtig?

Krebszellen können nämlich in ihrem Wachstum durch dieses Spurenelement gebremst werden; dies zeigt eine Reihe von Laboruntersuchungen. Im Verlauf einer Chemo- oder Strahlentherapie kann Selen die Wirkung auf Tumorzellen verstärken.
Es verhindert während der Krebstherapie Entzündungen der Schleimhäute, wodurch der Allgemeinzustand verbessert und das Abwehrsystem weniger geschwächt wird.
Auch speziell bei Lymphödemen haben Untersuchungen gezeigt, dass Selen die Entzündungen vermindert und dadurch äußerst hilfreich ist, da Zellen bei einer bösartigen Veränderung beeinflusst werden. Dabei wird die Produktion von Antikörpern stimuliert, welche die Aufgabe haben, Krankheitserreger und Schadstoffe auszuschalten.
Krebs kann durch Metalle wie Cadmium, Blei, Zink, Arsen oder Chrom ausgelöst werden. Diese Metalle sind dazu in der Lage, Reparaturenzyme im Körper zu hemmen, das Erbgut zu verändern und andere Krebsauslöser in ihrer Wirkung zu unterstützen. Selen greift hier krebsvorbeugend ein, indem es diese Metalle zu Metallseleniden

und Proteinkomplexen bindet und somit unschädlich macht.

Durch Experimente mit menschlichen Tumorzellen fand man heraus, dass Selen das Zellwachstum hemmt. Zusätzlich regte es in Versuchen die Produktion des Proteins **p53** an und löste den programmierten Zelltod (Apoptose) aus.

Selen beeinflusst die Tumorzellen und verhindert die Wucherung. In anderen Studien konnte die Zurückbildung von bösartigen Leberzellen unter der Einwirkung des Spurenelements beobachtet werden. Dabei kam es zur Hemmung der krebserregenden Substanzen.
Darüber hinaus wurden Gene aktiviert, die das Wachstum und die Teilung von normalen Zellen regulieren.

Wichtige Information! 

Ich nehme drei bis vier Tabletten Equinovo wöchentlich, um meinen Selenspiegel im oberen Bereich des Referenzwertes zu halten.

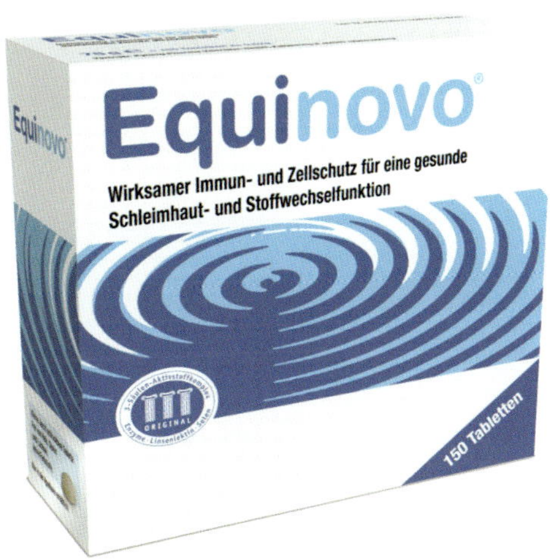

Mehr von Prof. Dr. med. Hans Josef Beuth zu diesem Produkt unter: https://www.thieme.de/statics/dokumente/thieme/final/de/dokumente/tw_gesundheit/Gut_durch_die_Krebstherapie.pdf

Kurkuma

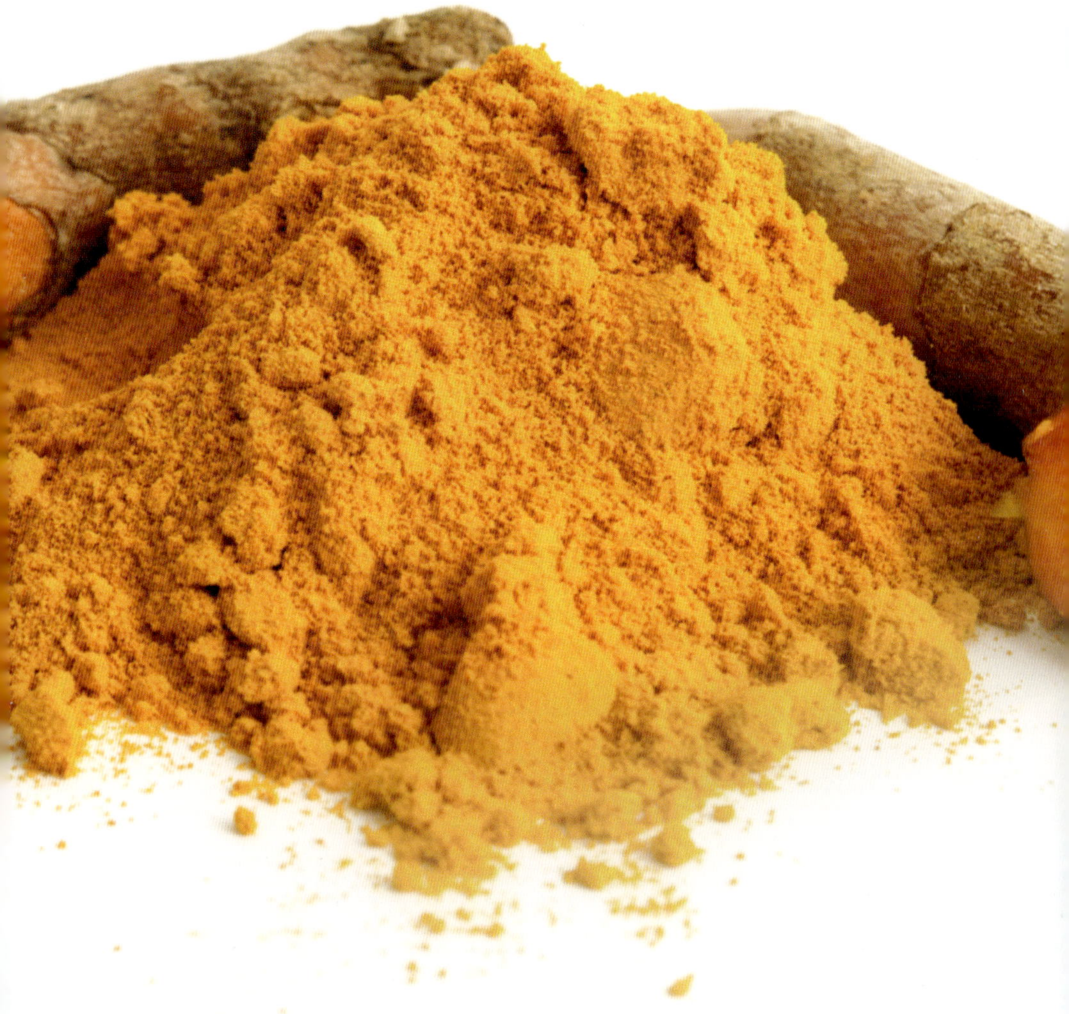

Die wenigsten wissen, dass Kurkuma eines jener Lebensmittel mit den meisten entzündungs- und krebshemmenden Inhaltsstoffen ist. Zugegeben, wenn man kein Fan der indischen Küche ist, kann der typische Geschmack dieses Gewürzes anfangs durchaus gewöhnungsbedürftig sein. Wenn man es aber nicht nur auf seinen Geschmack reduziert und es genauer betrachtet, kommen Inhaltsstoffe zum Vorschein, die uns im Kampf gegen den Krebs und in seiner Vorbeugung einen großen Vorsprung verschaffen.

Curcumin, der orange-gelbe Inhaltsstoff des indischen Gewürzes, ist nicht nur ein intensives Färbemittel, sondern hat ein außergewöhnliches Potenzial, wenn es darum geht, das Wachstum von Krebs und Metastasen aufzuhalten. Die vielfältige Wirkungsweise ist durch zahlreiche Studien eindeutig belegt.

Dabei wirkt der Inhaltsstoff von Kurkuma insbesondere auf sogenannte **Transkriptionsfaktoren.** Dies sind DNA-bindende Proteine, die bei der Entwicklung eines Tumors eine wesentliche Rolle spielen. Nur durch sie ist es möglich, dass sich aus Krebszellen ein Tumor entwickeln kann, da er durch diese Proteine Blutgefäße bildet, die ihn mit Sauerstoff und Nährstoffen versorgen. Genau hier greift Curcumin krebsvorbeugend ein, indem es Transkriptionsfaktoren blockiert bzw. einfach ausschaltet und somit ein weiteres Tumorwachstum gestoppt wird.

Tausende positive Studienergebnisse, unzählige Publikationen führender Krebsforscher und beeindruckende Dokumentationen sind für mich genügend Gründe, Dir dieses Gewürz ans Herz zu legen.

Tipp für den Verzehr!

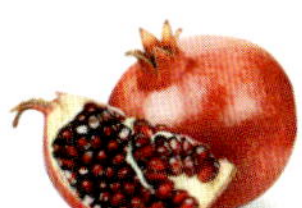

Kurkuma nehme ich folgendermaßen zu mir:

- **Mit der DU GESUND Gewürzmischung KURKUMA PLUS,**
- **mit dem DU GESUND Mango-Kurkuma-Ingwer-Shot,**
- **in Kombination mit dem Matcha-Grüntee Premium-Gold,**
- **in Form von Dr. Jacob's Curcumin-Phospholipid,**
- **durch verschiedene Speisen, vor allem durch Kohl- und Reisgerichte.**

Ingwer...scharf auf Krebszellen!

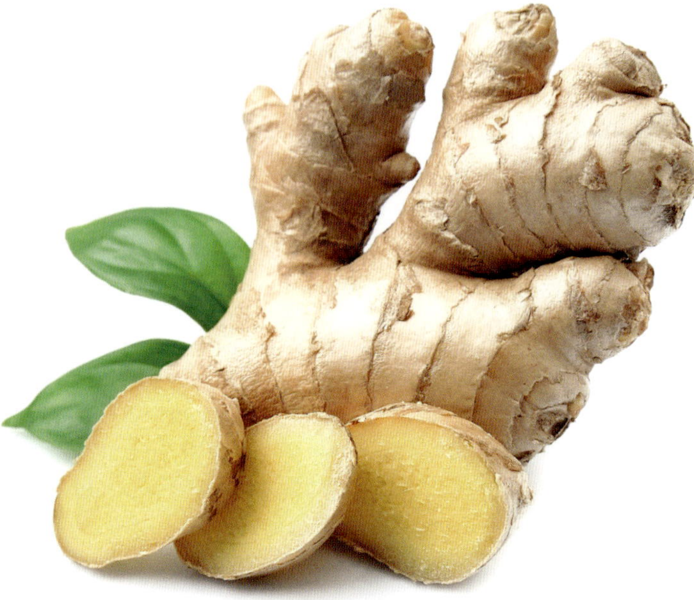

Tipp für den Verzehr! 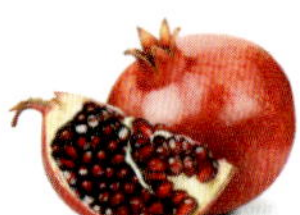

Ich nehme Ingwer viermal pro Woche zu mir:

- **Kleine Ingwerscheiben: Ingwer (ca.10 g) schälen, in kleine Scheiben schneiden, pfeffern und essen. Die Schärfe lässt sich reduzieren, wenn man dazu ein Glas kaltes Wasser trinkt.**

- **Ingwertee: Ingwerstücke (ca. 70 g) in einen Topf geben, einen Liter Wasser hinzufügen und am Herd leicht erhitzen, dann mindestens 12 Stunden stehen lassen. Abseihen und trinken.**

- **DU GESUND Mango-Kurkuma-Ingwer-Shot**

Wissenschaftler schreiben der Verwandtschaft von Kurkuma ebenfalls bemerkenswerte Eigenschaften bei der Krebsbehandlung zu, denn Untersuchungen ergaben, dass die im Ingwer enthaltenen Inhaltsstoffe **Gingerol** und **Shogaol** ‚scharf' auf Krebsstammzellen sind.

Schon im Jahr 2007 konnte anhand einer Studie in den USA die Fähigkeit von Ingwer gezeigt werden, Eierstockkrebszellen zu bekämpfen. Die Studie wurde von BMC Complementary and Alternative Medicine veröffentlicht. Das Ergebnis wurde später durch eine weitere Studie des University of Michigan Comprehensive Cancer Center bestätigt.

Im Jahr 2012 wurden zudem Ergebnisse aus Untersuchungen in Bezug auf Prostatakrebs publiziert. Laut dieser Studie konnte mit Ingwer die Größe eines Prostatatumors um **56 %** verringert werden.

Aber auch speziell in der Behandlung von Brustkrebs ist Ingwer ein wertvoller Begleiter. Forscher des Biological Sciences Department, eine Fakultät für Naturwissenschaften in Saudi-Arabien, veröffentlichten eine Studie und verwiesen auf **ernsthafte Probleme bei der derzeitigen Brustkrebstherapie.** Demnach sprechen zwar Krebszellen zu Beginn auf eine Chemotherapie an, zeigen sich aber dauerhaft resistent gegen eine Vielzahl von Krebsmedikamenten, was zu vielen Rückfällen führt.

Die Inhaltsstoffe im Ingwer haben eine starke Anti-Krebs-Aktivität. Sie regulieren eine große Anzahl von Genen, die für ein Tumorwachstum entscheidend sind. Dabei fördern die Wirkstoffe den programmierten Zelltod der Tumorzellen und verhindern die Bildung neuer Blutgefäße.

Ingwer ist jederzeit und das ganze Jahr über im Handel verfügbar. Dadurch wird er zu einem unentbehrlichen Helfer für eine **‚natürliche Dauertherapie'**, die geschädigte Zellen vernichtet, dabei aber gesunde Zellen verschont.

Weitere Gewürze

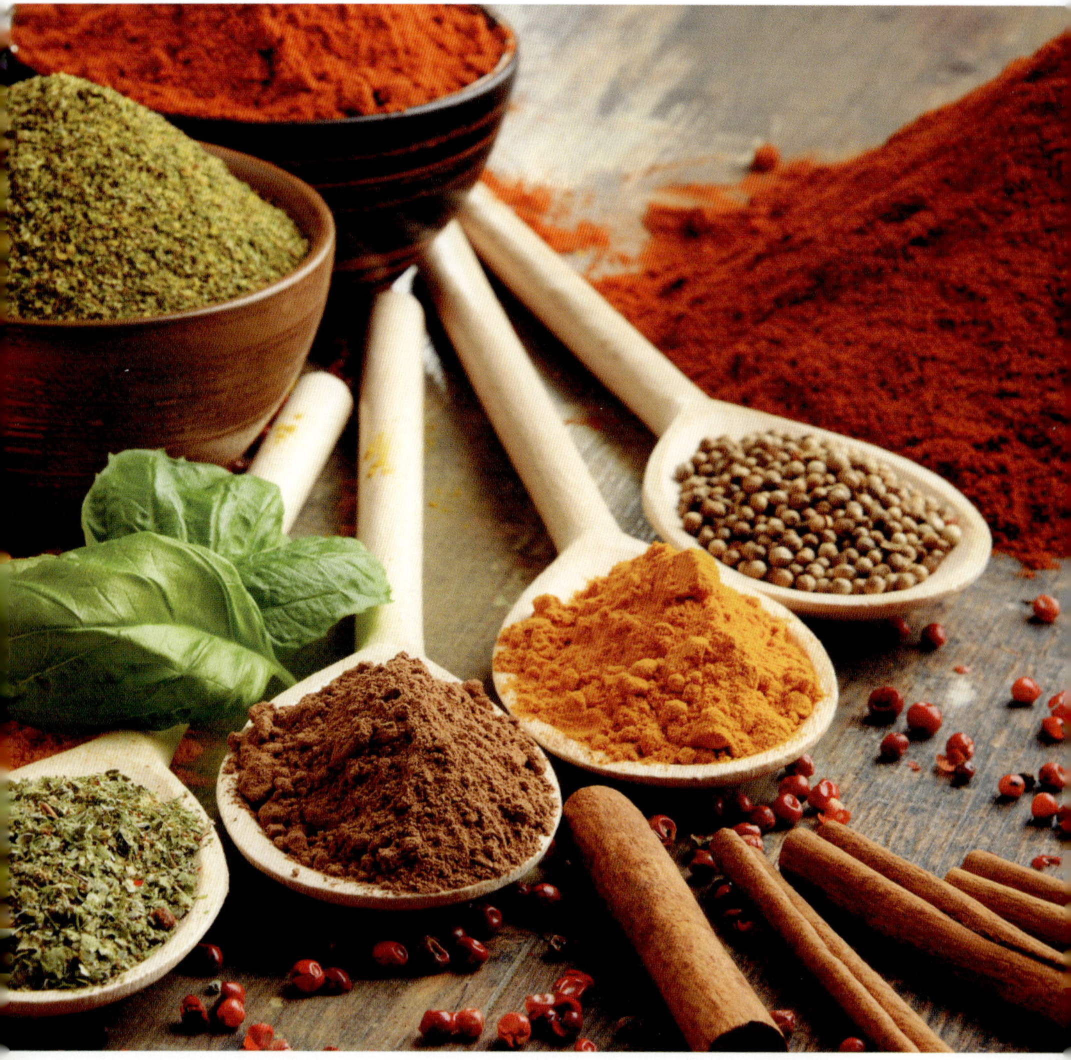

Tipp für den Verzehr!

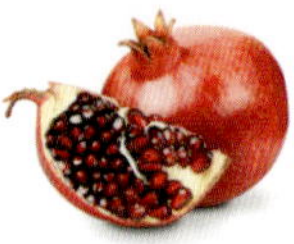

Verfeinere Deine Speisen mit verschiedenen Gewürzen!

Neben Kurkuma und Ingwer gibt es noch eine Reihe von Gewürzen, die krebshemmende Stoffe enthalten und ein Tumorwachstum verlangsamen bzw. stoppen können.

Hervorzuheben sind hier vor allem Lippenblütler wie **Minze, Thymian, Majoran, Oregano, Kreuzkümmel, Basilikum und Rosmarin.** Sie alle enthalten aktive Moleküle, die in Laborversuchen eine krebshemmende Wirkung zeigten.

Die **Terpene** in diesen Gewürzen stören das Tumorwachstum, indem sie Wirkmechanismen blockieren, die für die Bildung eines Tumors ausschlaggebend sind. Es wurde nachgewiesen, dass Inhaltsstoffe der Lippenblütler **Ursolsäure** enthalten, ein Anti-Krebs-Molekül. Dieses ist in der Lage, Krebszellen direkt anzugreifen und zu hemmen.

Bei **Chili, Koriander, Fenchel, Anis und Kerbel** konnte eine entzündungshemmende Wirkung festgestellt werden.

Deine Speisen dürfen also gern etwas würziger ausfallen!

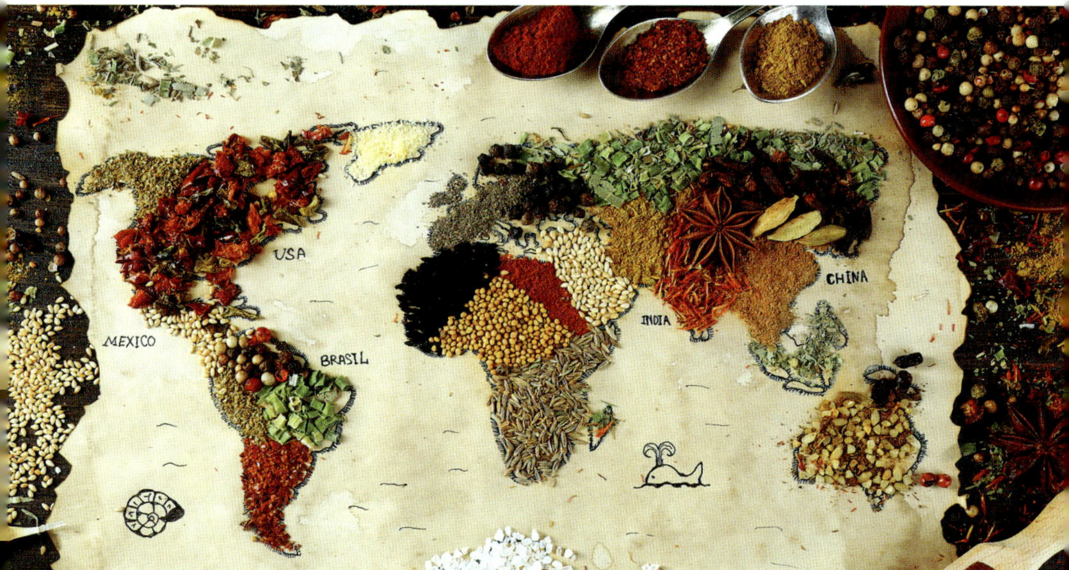

Petersilie und Sellerie

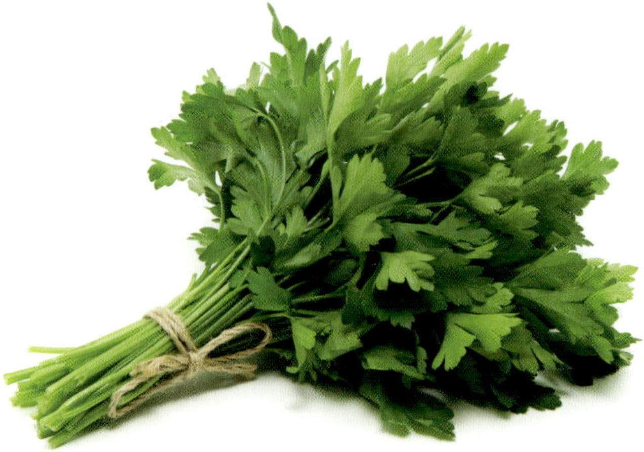

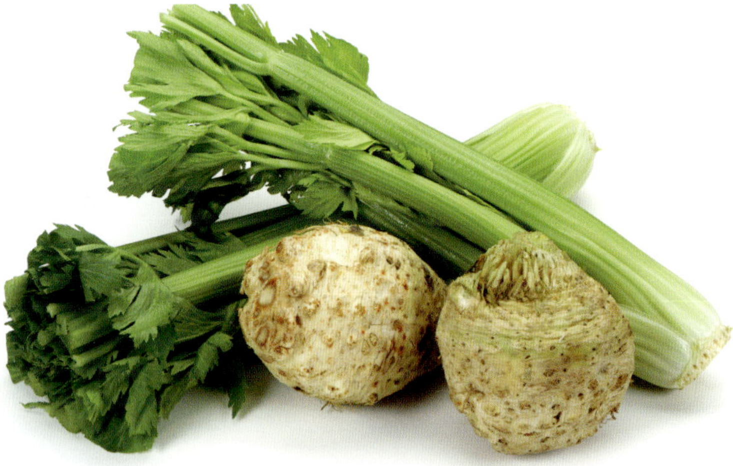

Tipp für den Verzehr!

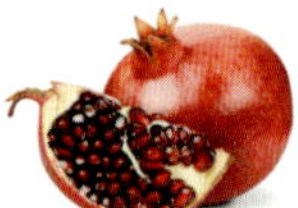

Petersilie pflanze ich in meinem Garten selber an. Auch im Handel ist die Petersilie als Bund oder als Kräutertopf das ganze Jahr über erhältlich. Sie ist als Würze für viele Speisen geeignet. Sellerie wird für meine Brokkolisuppe verwendet, als Salat oder einfach roh zwischendurch gegessen.

Apigenin, ein Inhaltsstoff, der in großen Mengen in **Petersilie und Sellerie** vorkommt, hemmt Krebszellen bei ihrer Entwicklung.

Zu diesem Ergebnis kommt **Prof. Dr. Salman Hyder** in einer Studie der University of Missouri. Hyder ist Autor unzähliger Publikationen und hat sich jahrelang auf die Erforschung von hormonabhängigen Krebsarten spezialisiert. Er bewies mit seinem Team, dass Apigenin die Weiterentwicklung von einem schnell wachsenden und tödlichen hormoninduzierten Brustkrebs effektiv stoppen konnte. *„Wir wissen, dass Apigenin das Wachstum von Brustkrebszellen auf drei Arten beeinflusst: Es induziert den Zelltod, die Zellproliferation wird gehemmt und die Expression eines Gens, das für ein Tumorwachstum erforderlich ist, wird reduziert"*, sagt Hyder.

Blutgefäße, die mit Apigenin behandelt wurden, haben kleinere Durchmesser, ein sehr interessantes Detail aus den Ergebnissen der Studie. Daraus schließen die Forscher Folgendes: **Apigenin unterdrückt den Nährfluss zu den Tumoren.**

Hyder verweist darauf, dass weitere klinische Studien sofort beginnen können, aber seitens der Industrie bestehe kein Interesse darin, eine solche Studie zu finanzieren, weil mit einem Wirkstoff, der in **jedem Garten** wachse, kein Profit gemacht werden könne.

Neben den von Hyder durchgeführten Untersuchungen gibt es seit dem Jahr 2000 eine Vielzahl von Publikationen sowie eine deutsche Studie, die eine Wirkungsweise von Apigenin in Bezug auf verschiedene Arten von Krebs bestätigen.

Der hochwirksame Stoff in Petersilie und Sellerie trifft eine Krebszelle genau im kritischen Moment: Nach einer Verdoppelung der DNA, aber noch vor ihrer endgültigen Teilung. Dadurch kann ein weiteres Wachstum der Zelle verhindert werden.

Knoblauch

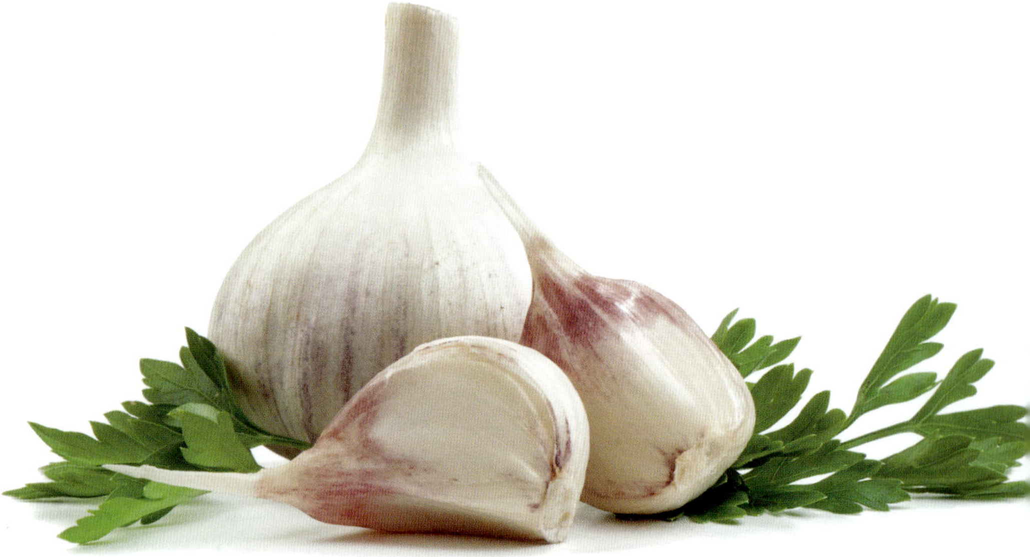

Tipp für den Verzehr!

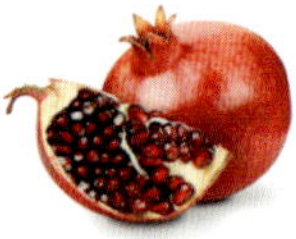

Knoblauch vor dem Verzehr mit einem Messer zerdrücken und 10 Minuten rasten lassen! Dadurch werden die Inhaltsstoffe zusammengeführt, welche die krebshemmenden Substanzen entwickeln. Ich esse Knoblauch regelmäßig zu verschiedenen Mahlzeiten und füge ihn bei meiner Brokkolisuppe hinzu. Salate verfeinere ich mit selbstgemachtem Knoblauchdressing.

Dass Knoblauch einen positiven Einfluss auf unsere Gesundheit hat, ist schon seit der Antike bekannt.

Ausschlaggebend für die gesundheitsfördernden Eigenschaften dieses Lauchgewächses sind schwefelhaltige Inhaltsstoffe. Bei Verletzung der Zellen, beim Pressen oder Kauen, kommt der Inhaltsstoff **Alliin** mit Enzymen in Verbindung und bildet das **Allicin**.
Durch eine chemische Reaktion zersetzt sich dieses in weitere Bestandteile und bildet das **Diallyldisulfid**, welches für den typischen Geruch verantwortlich ist und oft als unangenehm empfunden wird.
Die Knolle kann aber mit einer Menge von krebsvorbeugenden Besonderheiten aufwarten:

Die Inhaltsstoffe von Knoblauch sind in der Lage, krebserregende Substanzen wie **Nitrosamine** oder **Aflatoxin** effizient zu bekämpfen.

Eine Studie chinesischer Forscher beschreiben **sogar bei starken Rauchern** eine krebshemmende Wirkungsweise. Laut der Studie reichen **zwei Portionen in der Woche** aus, um das Risiko einer Lungenkrebserkrankung um **30 %** zu reduzieren.

Innerhalb der letzten zehn Jahre wurden in Europa und China zahlreiche Studien durchgeführt, die dieses Ergebnis bestätigen und ebenfalls auf die positiven Merkmale verweisen.
Auch US-amerikanische Studien unterstreichen den wichtigen Gesundheitseffekt und empfehlen einen regelmäßigen Konsum.

Die krebshemmende Wirkung wird dem Knoblauch also nicht nur nachgesagt, sondern gilt durch eine Reihe von Studien als zweifelsfrei bewiesen.

Knoblauch ist Medizin und gehört daher unbedingt auf die Liste jener Nahrungsmittel, die man regelmäßig zu sich nehmen sollte.

Brokkoli

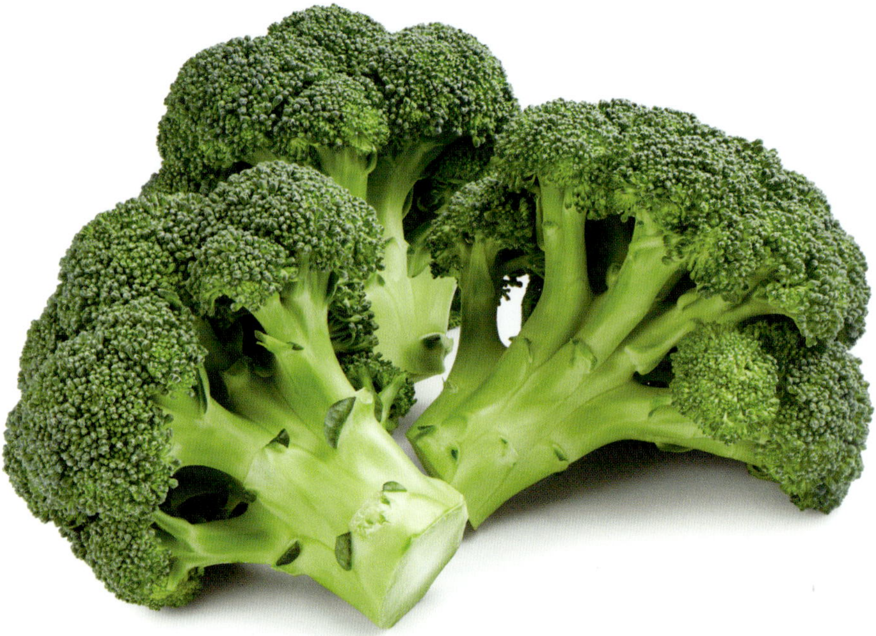

Wichtige Information!

Das Kochen von Brokkoli zerstört das krebsvorbeugende Sulforaphan bereits ab einer Temperatur von ca. 40° C. Wird Brokkoli aber nur ganz leicht gedämpft, beispielsweise in einem Dampfkocher, kann sogar eine Steigerung der gesundheitsfördernden Inhaltsstoffe erreicht werden.
Nimmt man Brokkoli als Beilage zu sich, sollte er außerdem sehr gut gekaut werden, denn dabei werden erst die krebshemmenden Substanzen gebildet bzw. freigesetzt.
Da Sulforaphan zu den Antioxidantien gehört und generell bekannt ist, dass Mikrowellengeräte die Zahl der Antioxidantien in der Nahrung stark reduzieren, ist eine Zubereitung von Brokkoli in der Mikrowelle keinesfalls zu empfehlen!

Über kaum ein Gemüse gibt es so viele positive Studienergebnisse wie über Brokkoli – so wie viele hier empfohlene Lebensmittel ein unscheinbares Kreuzblütlergewächs.

Wissenschaftler aus aller Welt sind sich inzwischen einig:

Brokkoli tötet Krebsstammzellen ab, die der Chemotherapie nicht zugänglich sind!

Heute weiß man, genau diese Tumorstammzellen sind extrem hartnäckig und überleben meist die Chemotherapie, der Grund für ein Rezidiv und die Weiterentwicklung der Krankheit.
„Diese Zellen zeigen eine dauerhafte Resistenz gegen die Krebstherapie", so beschreibt es **Prof. Dr. Moul Dey** von der Universität in South Dakota. Seit Jahren hat er den Inhaltsstoff **Sulforaphan** im Visier, denn dieser greift Tumorstammzellen an und macht sie damit anfällig für eine Chemotherapie. Laut Moul Dey konnte bei Tests **75 %** der behandelten Stammzellen innerhalb von nur **24 Stunden** abgetötet werden. Insbesondere konnte am Krebsforschungszentrum in Heidelberg die Wirkung bei Bauchspeicheldrüsenkrebs beobachtet werden, einer äußerst aggressiven Art von Krebs. Das Gefährliche beim Bauchspeicheldrüsenkrebs ist, dass er in einem sehr frühen Stadium Metastasen absetzt. Dies erschwert die Therapie enorm. Bis sich Beschwerden bemerkbar machen, sind meist schon andere Organe betroffen. Speziell in der Behandlung dieser heimtückischen Krebserkrankung gibt es durch den Wirkstoff Sulforaphan wieder neue Hoffnung.
Forscher in den USA führten eine Studie durch, bei der sie den Gemüsekonsum von fast 5000 an Brustkrebs erkrankten Frauen beobachteten.
Ihr Ergebnis: Das Risiko für eine Wiedererkrankung kann mit dem Verzehr von Kreuzblütlergewächsen sehr stark reduziert werden.
Also ab in die Gemüseabteilung und Brokkoli kaufen!

Brokkolisprossen

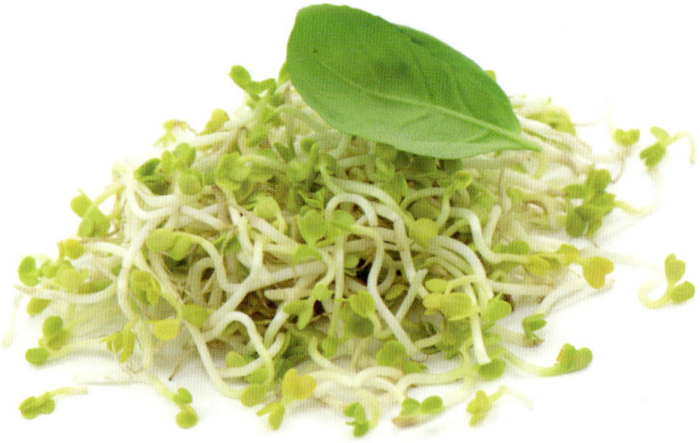

Tipp für den Verzehr!

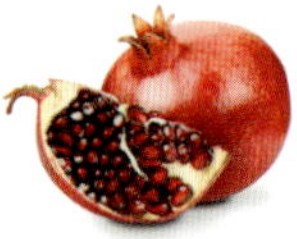

In der Praxis ist der Verzehr von Brokkolisprossen z. B. gemeinsam mit probiotischem Joghurt sinnvoll, um so den krebshemmenden Effekt im Darm zu verstärken. Wichtig: Die Sprossen dürfen nicht erhitzt werden!
Ein Tipp noch für alle, denen das Züchten von Brokkolisprossen zu zeitaufwändig ist: Das krebshemmende Sulforaphan befindet sich direkt in den Samenkörnern – einfach den Brokkolisamen zermahlen, z. B. mit einer Kaffeemühle oder einem Multifunktionsmixer. Die gemahlenen Körner in ein Pesto geben, über den Salat streuen oder täglich einen Teelöffel davon gemeinsam mit probiotischem Joghurt verzehren. Auch ohne elektrische Universalmühle funktioniert es, wenn man die Samenkörner sehr gut kaut.

Sehr effektiv ist auch dieser Drink:

- 1 TL Brokkolisamen gemahlen
- 1 TL KURKUMA PLUS
- 2 TL Olivenöl
- 200 ml Wasser

Ich liebe Brokkolisprossen und züchte sie selber – warum?

Sie enthalten noch viel mehr **Sulforaphan** als Brokkoli, genauer gesagt die bis zu **100-fache Menge.** Brokkolisprossen haben einen herrlich frischen, der Kresse ähnlichen Geschmack und passen zu einer Vielzahl von Speisen.

Das enthaltene Sulforaphan zeigte in wissenschaftlichen Untersuchungen im Körper einen Einfluss auf Entzündungen und Infektionen bzw. die Hemmung des Tumorwachstums. Zudem kommt es zu einer positiven Auswirkung auf die Darmflora. Da diese als Basis für ein gesundes Immunsystem gilt, ist der Wirkstoff von größter Bedeutung.

Auch **Prof. Dr. Elizabeth Jeffery**, Wissenschaftlerin an der Universität Illinois, hat Sulforaphan vier Jahre lang in Studien intensiv erforscht und ist zu beeindruckenden Ergebnissen gekommen: In ihren Publikationen beschreibt sie, dass Sulforaphan durch eine **erhöhte Anzahl an Darmbakterien freigesetzt** und durch die Aufnahme im Körper ein krebshemmender Vorgang ausgelöst wird. Im unteren Darmabschnitt finden sich Bakterien, die an der Verarbeitung von Nahrungsmitteln beteiligt sind. Beim vorbeugenden Effekt spielen diese eine große Rolle, da sie das enthaltene Senföl für die Absorption in den Körper verfügbar machen. Um eine erhöhte Menge dieser speziellen Darmbakterien zu erreichen, empfehlen Forscher die direkte Kombination mit probiotischen Lebensmitteln.

Drei Portionen wöchentlich reichen bereits aus, um eine vorbeugende Wirkung zu erzielen.

Samenkörner mit außergewöhnlich hohem Sulforaphan-Gehalt findest Du im DU GESUND Onlineshop. Für die Zucht kann man Keimgläser oder auch ein feines Netz bzw. Sieb verwenden. Die Keimlinge müssen zu Beginn ca. 12 Stunden in Wasser eingeweicht werden. Danach lässt man das Wasser abfließen. Die Saat wird unter fließendem Wasser täglich drei- bis viermal gespült, wodurch eine Schimmelbildung verhindert wird. Wasserrückstände der Spülung versorgen den Samen mit der erforderlichen Feuchtigkeit zur Keimung. Vom Ansetzen bis zum verzehrfertigen Produkt dauert es nur 4 bis 5 Tage.

Meerrettich (Kren)

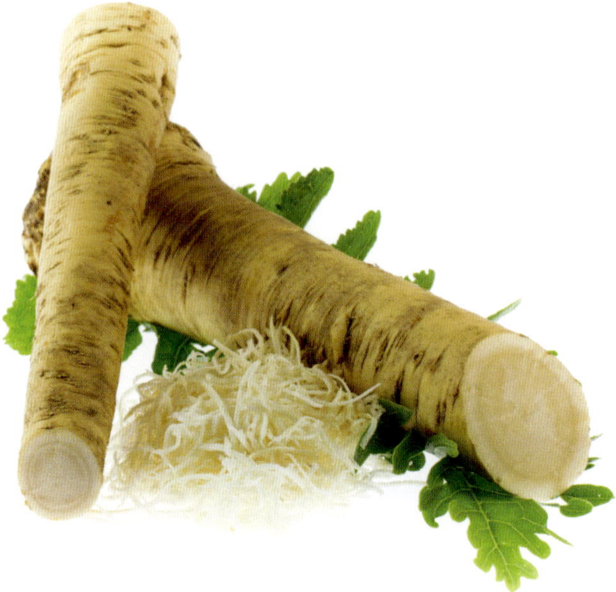

Tipp für den Verzehr!

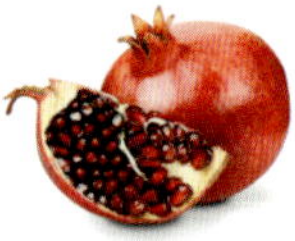

Meerrettich esse ich regelmäßig in geriebener Form oder gebe ihn als Würze in meine Brokkolisuppe.

Mein Meerrettich-Dip leicht gemacht:

- 5 EL Soja-Joghurt Natur
- 2 EL frisch geriebener Meerrettich
- 1 EL Olivenöl
- 1 EL geriebene Walnüsse

Mit Meersalz und Pfeffer würzen, Schnittlauch und Petersilie zum Verfeinern verwenden. Schmeckt hervorragend zu Fisch oder als Dip für frisches Vollkornbrot.

Meerrettich hat scharfe Inhaltsstoffe, die erst dann aktiv werden, wenn man die Wurzel reibt oder kaut.
In meiner Heimat Österreich wird er Kren genannt und gerne frisch gerieben zu verschiedenen Speisen serviert. Dabei kann dem einen oder anderen Genießer schon mal die Luft für kurze Zeit wegbleiben. Das Taschentuch für die laufende Nase sollte beim Verzehr ebenfalls griffbereit sein. Meerrettich regt Galle und Magen an und liefert wichtiges Vitamin C.

Aber der Meerrettich kann weit mehr:

Er ist ein Gewächs aus der Familie der Kreuzblütler. Die enthaltenen **Senfölglycoside** sind Ursache der reizenden Wirkung des Meerrettichs auf Schleimhäute.

Wie bei allen Kreuzblütlern werden Substanzen zunächst in getrennten Zellen gespeichert. Kommt es zum Aufbrechen dieser Zellen, beispielsweise durch Insektenfraß oder bei Verarbeitung der Wurzel, vermischen sich Glucosinolate mit Enzymen und es werden Senföle gebildet. Meerrettich ist dadurch vor Fressfeinden sicher, beim Menschen fließen die Tränen.

Flavonoide und **Senföle** haben außerdem ein antioxidatives Reaktionsvermögen. Sie fangen Radikale und hochreaktive Verbindungen ab, wie sie zum Beispiel bei UV-Licht entstehen bzw. überführen diese in unschädliche Substanzen. Meerrettich beugt einer Veränderung des DNA-Biomoleküls vor.

Versuche zeigten den krebshemmenden Einfluss von Glucosinolaten gegen Speiseröhren-, Magen-, Brust-, Leber- und Lungenkrebs. Sie besitzen die Fähigkeit, eine Apoptose auszulösen.

Kohlrabi

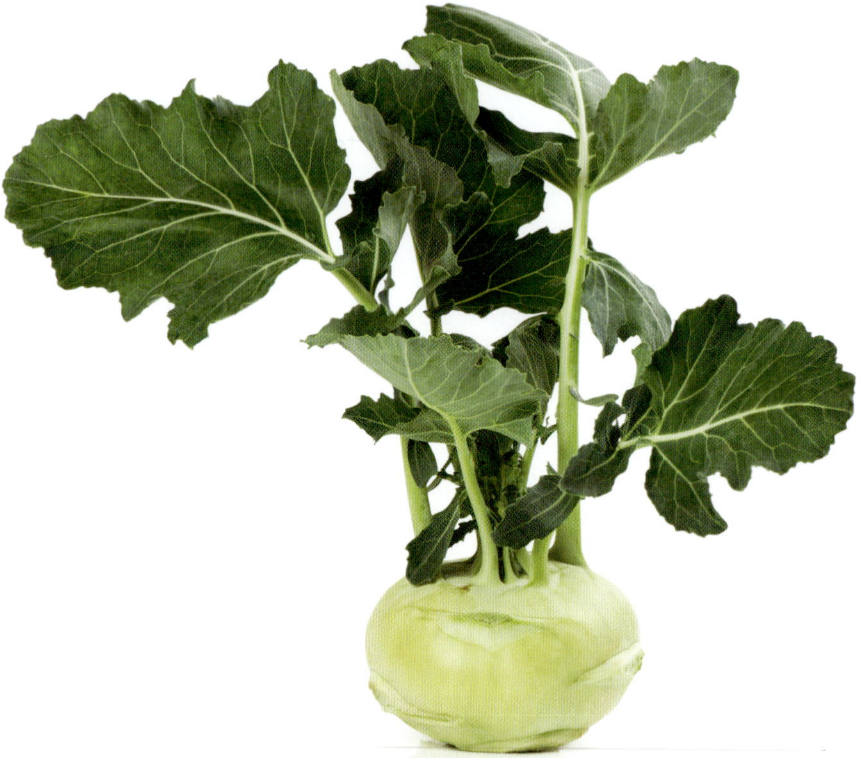

Tipp für den Verzehr!

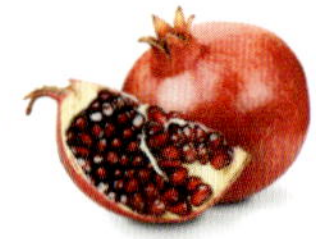

Kohlrabi verwende ich regelmäßig für Salat. Er passt hervorragend zu Fischgerichten und vielen anderen Speisen. Auch für Suppeneinlagen und Saucen verarbeite ich die weit verbreitete Knolle. Die kleinen frischen Blätter enthalten ebenfalls viele nützliche Inhaltsstoffe und sind bestens für den Verzehr geeignet.

Da der Kohlrabi auch zur besonders gesunden Kohlfamilie der Kreuzblütler gehört, ist auch er mit krebshemmenden Vorzügen ausgestattet. Er liefert Phosphor, Kalium, Magnesium, Jod, Kalzium und enthält große Mengen Antioxidantien.

Das Gemüse hat viele gesundheitliche Vorteile: Die Nährstoffe stimulieren Entgiftungsenzyme und schützen vor Brust-, Darm-, und Prostatakrebs. Die Kohlsorte enthält verschiedene Muster von **Glucosinolaten** mit einer intensiven Anti-Krebs-Wirkung.

Ein weiterer Wirkstoff, den Wissenschaftler in Studien bereits 1960 genauer unter die Lupe genommen haben, ist das **Indol-3-Carbinol (I3C)**. Dabei handelt es sich um ein Abbauprodukt von Glucosinolaten, das auch in allen anderen Kreuzblütlergewächsen vorkommt. I3C besitzt die erwähnenswerte Fähigkeit, östrogenabhängige Krebsarten wie Brust- oder Gebärmutterhalskrebs zu hemmen.

Kohlrabi ist sehr kalorienarm und damit perfekt als krebshemmender Bestandteil einer Diät geeignet. Da er den Blutzuckerspiegel stabilisiert, werden Heißhungerattacken abgewehrt.

Ich baue Kohlrabi im Hochbeet selber an und verwende in der Zwischensaison Produkte aus dem Handel. Speziell dann erkennt man den Unterschied zwischen Glashausware und einem Freilandprodukt.

Mai- und Herbstrüben sind in meinem Garten ebenfalls zu finden. Auch diese gehören zu den Kreuzblütlern und sind eine willkommene Abwechselung zu Salaten und Beilagen in der kalten Jahreszeit. Bei diesen beiden Rübenarten ist der herbe Geschmack der Senföle noch deutlicher zu erkennen als beim Kohlrabi. Sie lassen sich problemlos einige Monate im Keller einlagern. Dazu wird eine Holzkiste verwendet, in die man feuchten Sand füllt.

Rosenkohl

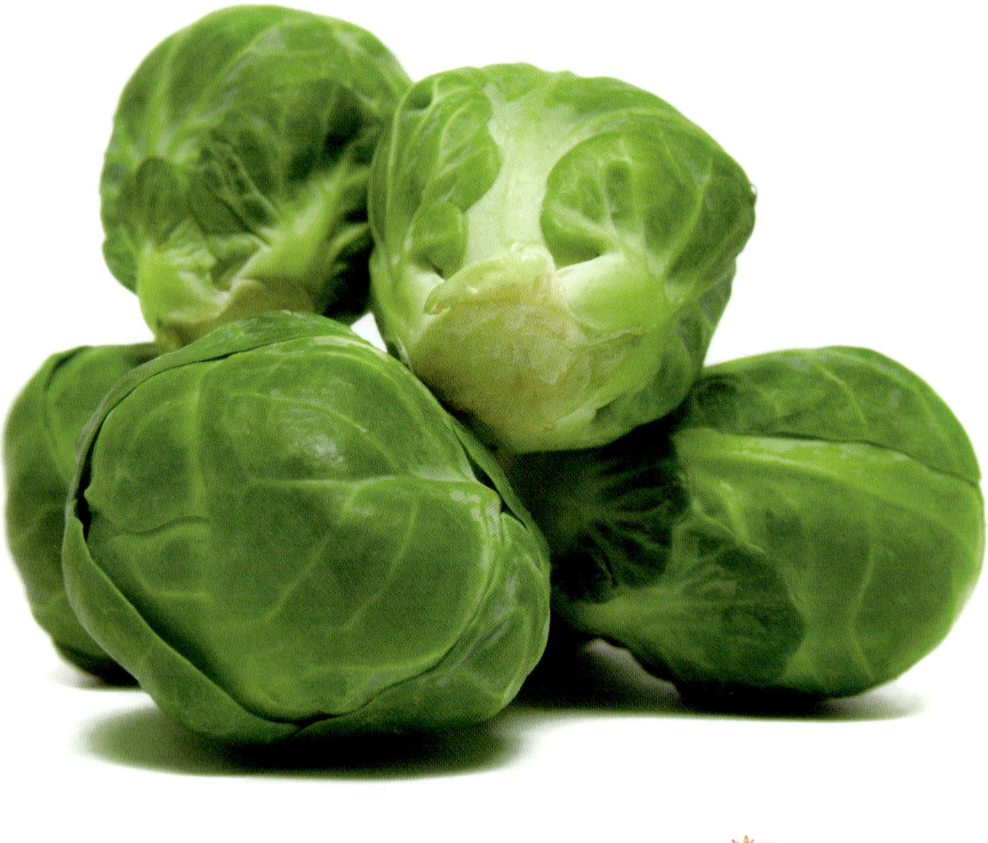

Tipp für den Verzehr!

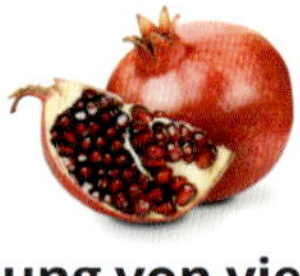

Rosenkohl eignet sich für die Zubereitung von vielen Hauptgerichten. Die äußeren Blätter entfernen und den Strunk etwas abschneiden, da der untere Teil schnell austrocknet, anschließend gründlich waschen. Wichtig ist, ihn nicht zu kochen, sondern nur kurz zu dämpfen, damit die krebshemmenden Stoffe erhalten bleiben!

Rosenkohl ist **die** Vitamin-C-Bombe unter den Kohlsorten, denn keine andere Sorte beinhaltet mehr von diesem Vitamin. In hundert Gramm der kleinen Röschen stecken beachtliche 115 Milligramm.

In der Familie der Kreuzblütler enthält er zudem auch die größte Menge an **Glucosinolaten.**

Besonders hervorzuheben ist der Inhaltsstoff **Sinigrin**. Das Senföl wirkt antioxidativ, hält somit die Zellen gesund und schützt sie vor freien Radikalen. Es sorgt auch für den leicht bitteren Geschmack des Gemüses und kommt unter anderem im schwarzen Senf, sowie auch im Meerrettich vor. Schwarzer Senf enthält besonders viel von diesem Wirkstoff.

In einer von PLOS (Public library of science) veröffentlichten chinesischen Studie konnte nachgewiesen werden, dass Sinigrin durch einen p53-abhängigen Weg Krebszellen hemmen kann. Die Leberfunktion wurde verbessert und gleichzeitig die Tumoraktivität reduziert. Der Pflanzenstoff ist dazu in der Lage, apoptotische (zelltötende) Mechanismen in Gang zu setzen.

Beim Grillen von Fleisch bilden sich neben oxidativen Substanzen auch **Amine**. Rosenkohl könne hier nach Aussagen von Forschern den ‚Entgiftungsstoffwechsel' beeinflussen und schützend wirken.

Ein Wissenschaftlerteam aus Wien untersuchte außerdem, wie sich der Konsum dieses Gemüses auf den menschlichen Organismus auswirkt und verabreichte den Studienteilnehmern täglich über einen Zeitraum von sechs Tagen **300 g** gegarten Rosenkohl. Die Erkenntnis daraus war, dass sich Menschen mit dem Verzehr dieser kleinen Röschen vor Zellschäden durch Amine und reaktive Sauerstoffformen schützen können. Die Studie gab auch erste Hinweise darauf, wie der komplizierte Schutzmechanismus funktioniert.

Meine Brokkolisuppe

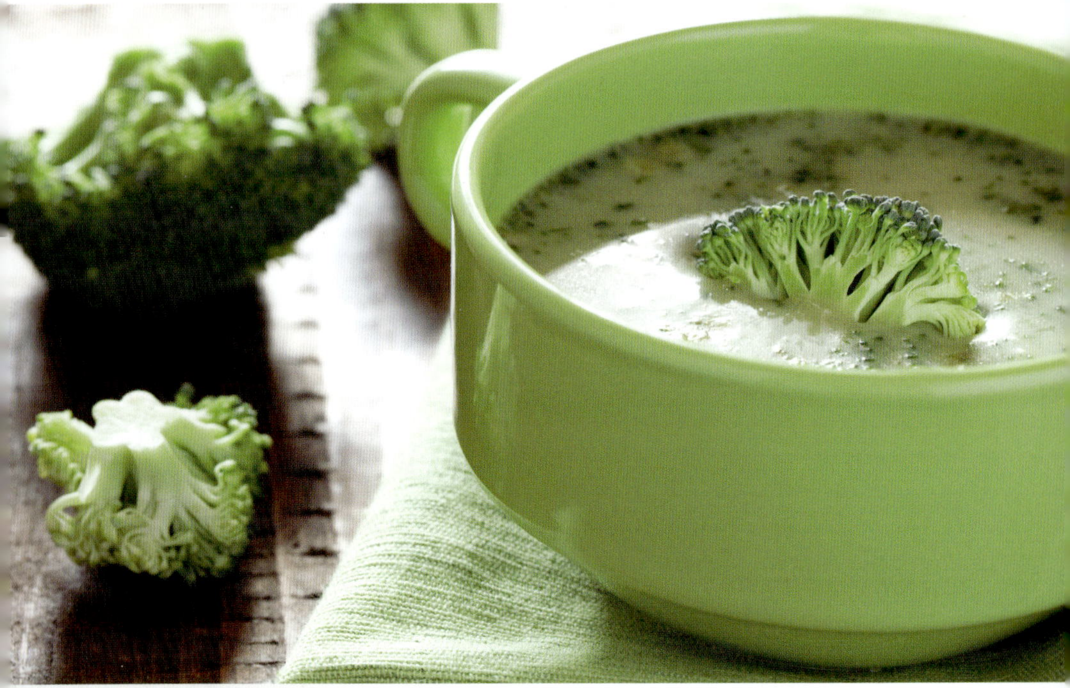

Tipp für den Verzehr!

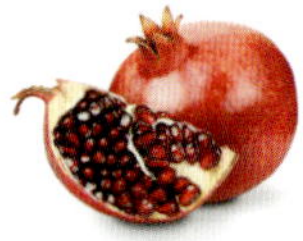

Einen ganzen Brokkoli waschen, die Brokkoliröschen in kleine Stücke teilen. Den Brokkolistiel schälen, eine Zwiebel, eine rote Paprika und eine Sellerieknolle zerkleinern und in einem Topf mit etwas Olivenöl glasig anrösten. Die Brokkolistücke dazugeben und schonend dämpfen.
Gemüsebrühe vorbereiten, anschließend alles mit dem Mixstab pürieren. Danach die Suppe erwärmen, aber nicht kochen!
Nach Belieben geriebenen Kohlrabi, Knoblauch und Meerrettich hinzufügen. Mit selbst gezüchteten Brokkolisprossen und Petersilie servieren. Schwarzer Pfeffer und frisch geriebene Muskatnuss dienen als Würze.

Eigentlich ist **Suppe** gar nicht die richtige Bezeichnung – **Ein Feuerwerk krebshemmender Stoffe** wäre viel passender!

Mindestens zweimal in der Woche steht sie auf meinem Speiseplan. Dann kommt alles oder zumindest vieles, was sich in den letzten Jahren auf dem Gebiet der krebshemmenden Lebensmittel einen Namen gemacht hat, in einem Topf zusammen. So beraten sich **Sulforaphan** und **Allicin** darüber, wie sie in meinem Körper Krebszellen in den sicheren Zelltod führen und ausschalten.

Diese Suppe ist meine Antwort auf Zellen im Körper, die nur daran denken, sich auf irgendeine Weise zu entarten. Sie ist ein Signal an die DNA und meine Lebensversicherung, ein Teil von mir, und wird mich bis über den 100. Geburtstag hinaus konservieren.

Wenn mich an diesem Tag ein Journalist nach meinem Geheimrezept für das hohe Alter fragt, werde ich diese Seite aufschlagen und sagen:

„Vor 58 Jahren habe ich mir etwas ausgerechnet: Wenn ich zweimal pro Woche die Brokkolisuppe esse, sind das pro Jahr 104 Portionen. Das macht 6032 Mahlzeiten mit Unmengen an krebshemmenden Stoffen. Dazu kommen noch die 520 Suppen, die ich bereits gegessen habe. Macht also bis zu meinem 100. Lebensjahr insgesamt rund ***6552 Brokkolisuppen****.*
Im Jahr 2016 waren sich Wissenschaftler aus aller Welt bereits einig, dass es Lebensmittel mit Inhaltsstoffen gibt, die eine krebshemmende Wirkung aufweisen. Ich hatte den Weitblick, mich an die Empfehlungen der damals führenden Krebsforscher gehalten und nicht auf Kritiker gehört zu haben."

Diese Seite ist allen Forschern gewidmet, die im Kampf gegen Krebs tätig sind und ihre beeindruckenden Ergebnisse aus Versuchen und Studien der Weltöffentlichkeit zur Verfügung stellen.

Brunnenkresse

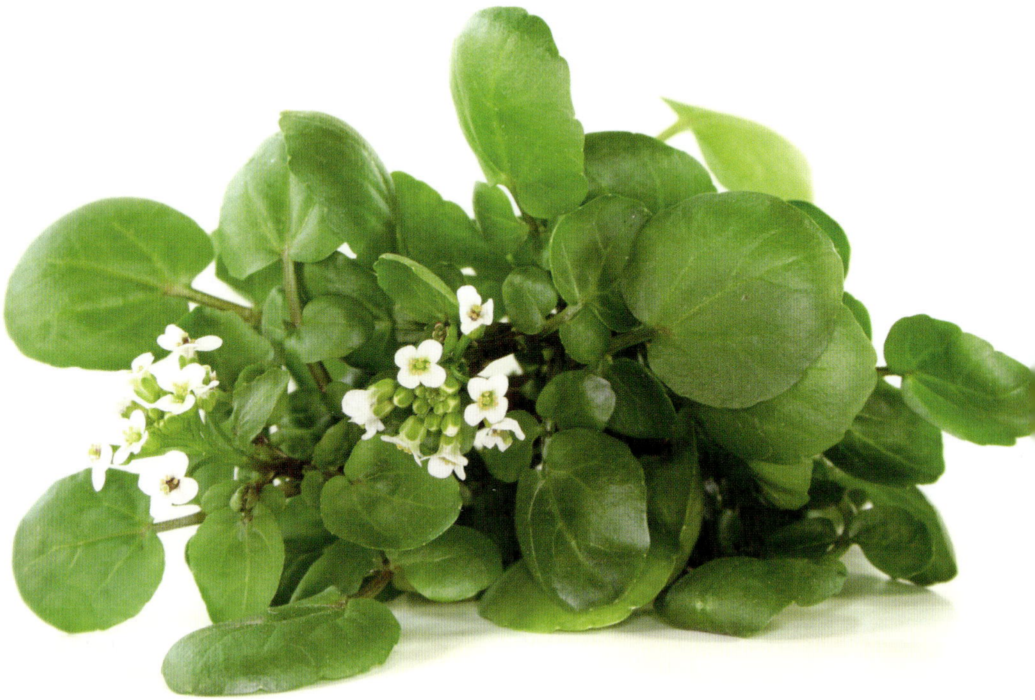

Tipp für den Verzehr!

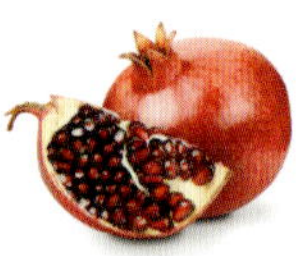

Mit Brunnenkresse kann man vielen Salaten und Speisen eine besondere Note verleihen. Man findet sie am Rand fließender Gewässer.

Forscher von Centers of Disease Control and Prevention, Georgia, USA haben in einer Untersuchung 47 der gängigsten Obst- und Gemüsesorten analysiert und nach ihrem Nährstoffgehalt bewertet.

Welche Sorte ist auf dem 1. Platz? Na klar, die Brunnenkresse!

Deshalb darf auch sie hier nicht fehlen. Das Kreuzblütlergewächs enthält die höchste Konzentration der wichtigsten Vitamine. Brunnenkresse ist aber auch ein potenzieller Partner, wenn es darum geht, die Entstehung und das Wachstum von Krebs zu verhindern. Sie schützt den Körper vor DNA-Schäden und wirkt antioxidativ. Die Wasserpflanze enthält **Glucosinolate**, die ganz speziell bei der Wirkung gegen Krebserkrankungen eine Rolle spielen und krebserregenden Stoffen wie zum Beispiel **Tabakrauch** entgegentreten.

Bei der Bildung eines krebsartigen Gewächses wird ein Protein **(HIF)** abgegeben, das Signale versendet, um das umliegende Gewebe zu veranlassen, neue Blutgefäße zu entwickeln. Diese versorgen den Tumor dann mit Sauerstoff und Nährstoffen.

An der Universität von Southampton entdeckten Forscher, dass ein Inhaltsstoff, der in großen Mengen in Brunnenkresse vorkommt, diesen Vorgang komplett blockieren kann:

Der Pflanzenwirkstoff **Phenethylisothiocyanat** (PEITC) beeinflusst die Funktion des Proteins (HIF) und schaltet dieses in den Blutzellen aus. In der Studie wurde eine Gruppe von Brustkrebspatientinnen beobachtet, die sich einer Diät unterzog. Danach nahmen die Studienteilnehmerinnen **80 g** der Kresse zu sich. Innerhalb von 24 Stunden wurden dann Blutproben abgenommen, die das oben genannte Ergebnis zum Vorschein brachten.

Wenn Du also am Rand fließender Gewässer die Brunnenkresse siehst, solltest Du diese pflücken und genießen – sie ist ein krebshemmendes Geschenk unserer Natur mit hervorragendem Geschmack.

Rote Bete

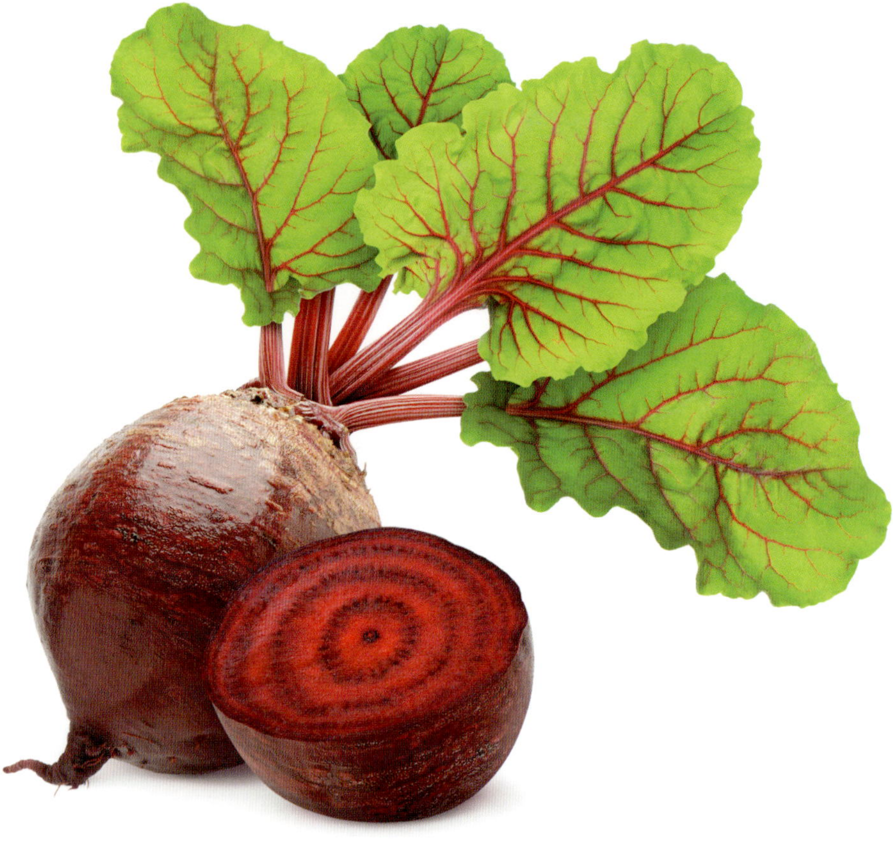

Tipp für den Verzehr!

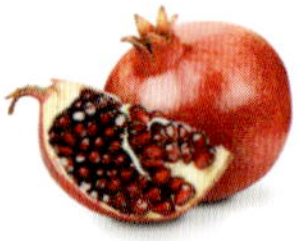

Auch Rote Bete ist ein fixer Bestandteil meiner Ernährung. Ich bereite mit diesem Gemüse einen schmackhaften Salat (roh) zu und trinke regelmäßig Rote-Bete-Smoothies (Rezept siehe Seite 142). Diese Rüben sind es wert, ihnen einen Platz im Hochbeet freizuhalten.

Rote Bete (auch rote Rübe oder Rahne) ist mit der Zuckerrübe und dem Mangold verwandt. Das Wintergemüse war schon bei den Römern für seinen heilenden Einfluss bekannt und enthält viele Vitamine und Antioxidantien. Folsäure, Mangan und Ballaststoffe sind wichtige Bestandteile der weit verbreiteten Rübe mediterranen Ursprungs.

Besonders interessant ist dabei der rote Farbstoff **Betanin.** Das wasserlösliche Glycosid kennt man auch als Lebensmittelzusatzstoff **E 162**. Wie bei vielen natürlichen pflanzlichen Färbemitteln wurde auch bei Betanin eine Heilwirkung festgestellt. Es verfügt über entzündungshemmende und entgiftende Eigenschaften.

Die bekannteste Studie für die krebshemmende Wirkung geht bis in die 1950er Jahre zurück: Der ungarische Arzt **Dr. Alexander Ferenczi** hatte mit rohem Rote Bete-Saft bei Krebspatienten hervorragende Erfolge erzielt. Populär wurde die Studie durch einen an Lungenkrebs erkrankten Patienten, den Ferenczi angeblich in nur wenigen Wochen heilte.

Wenn Du damit beginnst, Rote Bete zu essen, dann sei unbesorgt: Es sieht zwar so aus, aber Du hast **kein Blut** im Urin. Die Färbung ist unbedenklich.
Bei Nierensteinen ist jedoch Vorsicht geboten, denn die Rote Rübe enthält **Oxalsäure**, welche eine Steinbildung begünstigt.
Die Rahne hat außerdem einen hohen Anteil an Nitraten. Britische Forscher fanden heraus, dass diese erhöhte Blutdruckwerte nachhaltig senken. Rote Bete enthält den sekundären Pflanzenstoff **Betain**, ein leichter Stimmungsaufheller, auch bekannt als **Trimethylglycin**. Durch eine Reihe von Wirkmechanismen erhöht es den Serotoninspiegel und kann genutzt werden, um Depressionen zu lindern.

Mit dieser Kulturpflanze tust Du deshalb nicht nur viel für Deine Gesundheit, sondern bist dabei auch noch gut gelaunt.

Tomaten

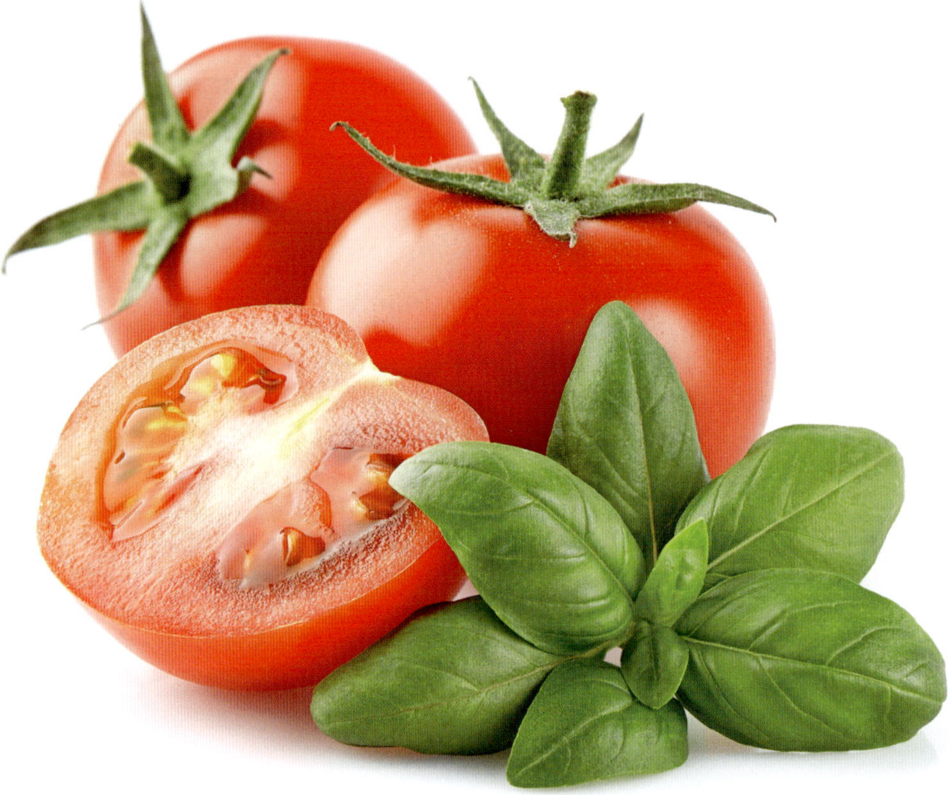

Tipp für den Verzehr!

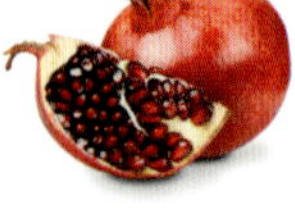

Tomaten und Cocktailtomaten verzehre ich regelmäßig zu Salaten. Ich mache daraus auch Letscho, Saucen und einen Tomaten-Basilikum-Dip. Diesen verfeinere ich mit weiteren italienischen Kräutern wie Oregano, Thymian und Rosmarin.

Von all den bisher vorgestellten Lebensmitteln hast Du vielleicht dieses bis jetzt unbewusst am meisten in Form von Ketchup oder Letscho zu Dir genommen.

Tomaten enthalten das besonders starke Antioxidans **Lycopin.**

Dr. Edward Giovannucci, Professor an der Harvard University und Leiter einer klinischen Studie, belegte eine **30-prozentige Reduktion** des Risikos für Prostatakrebs, wenn Männer mindestens einmal täglich Tomatengerichte oder tomatenhaltige Produkte verzehren. Wer den Rat also befolgt, kann sich vor der häufigsten Krebserkrankung bei Männern effektiv schützen.

Bei seiner Studie, in der die Ernährungsgewohnheiten von rund 50.000 Männern ausgewertet wurden, fügt Giovannucci noch hinzu, dass die Teilnehmer mit dem geringsten Erkrankungsrisiko auch allgemein einen gesünderen Lebensstil pflegen.

Lycopin ist das **Carotinoid** mit dem größten antioxidativen Potenzial. Die antikanzerogene Wirkung ergibt sich aus der Eigenschaft, eine ausgezeichnete Verbindung zwischen den Zellen herstellen zu können.

Wie für alle Carotinoide bzw. sekundären Pflanzenstoffe gilt für Lycopin die Empfehlung, es nicht in Form von hochkonzentrierten Präparaten einzunehmen, da dies sogar zu einem erhöhten Krebsrisiko führt.

Wichtige Information!

Lycopin ist nur in Fett löslich. Deshalb haben Tomaten alleine verzehrt im Rohzustand, einen weniger hohen Stellenwert für die Gesundheit. Die Aufnahmefähigkeit im Körper kann gesteigert werden, wenn man Tomaten zum Beispiel gemeinsam mit Olivenöl, als selbst hergestelltes Ketchup oder in Form von Tomatensauce zu sich nimmt.

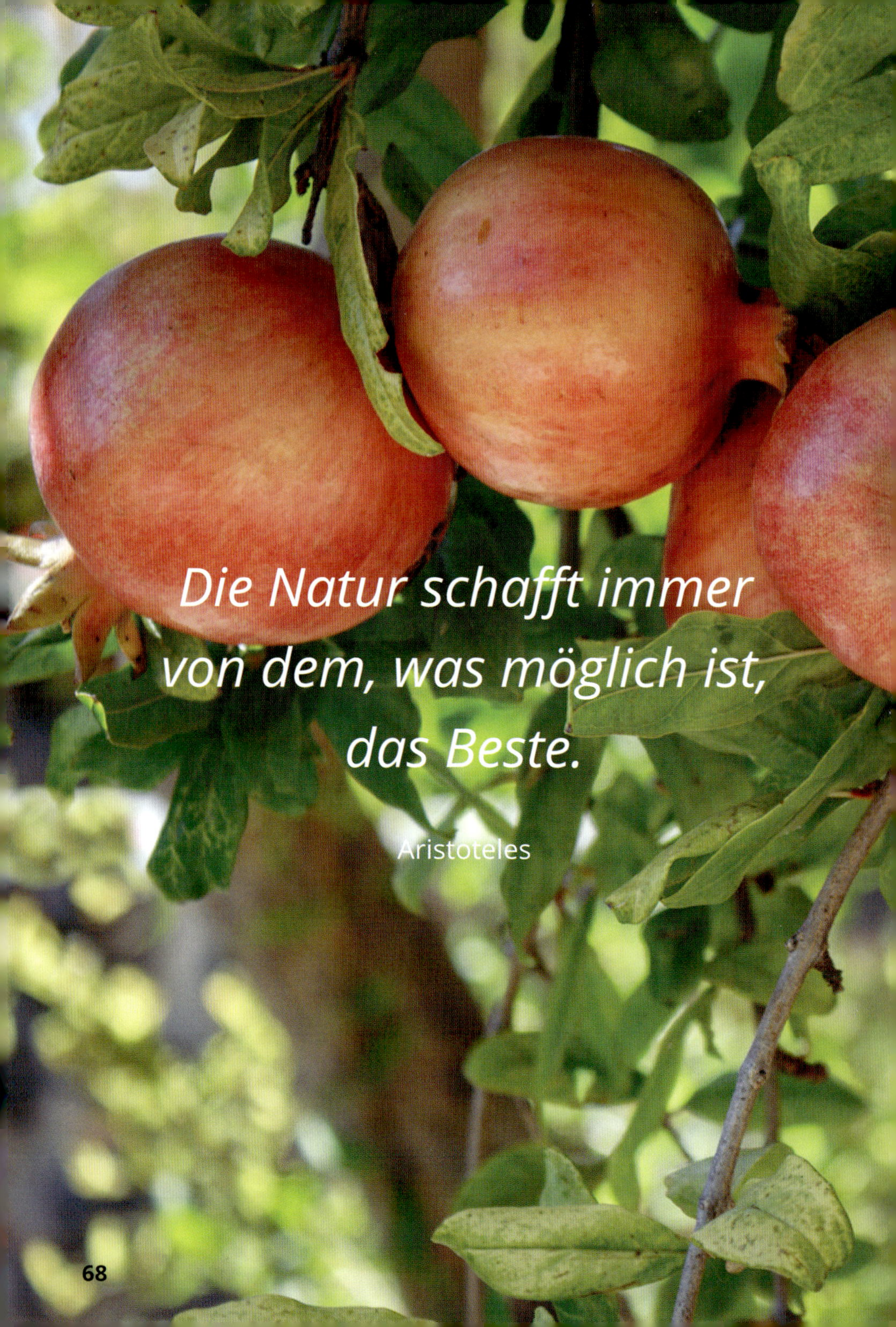
Die Natur schafft immer
von dem, was möglich ist,
das Beste.
Aristoteles

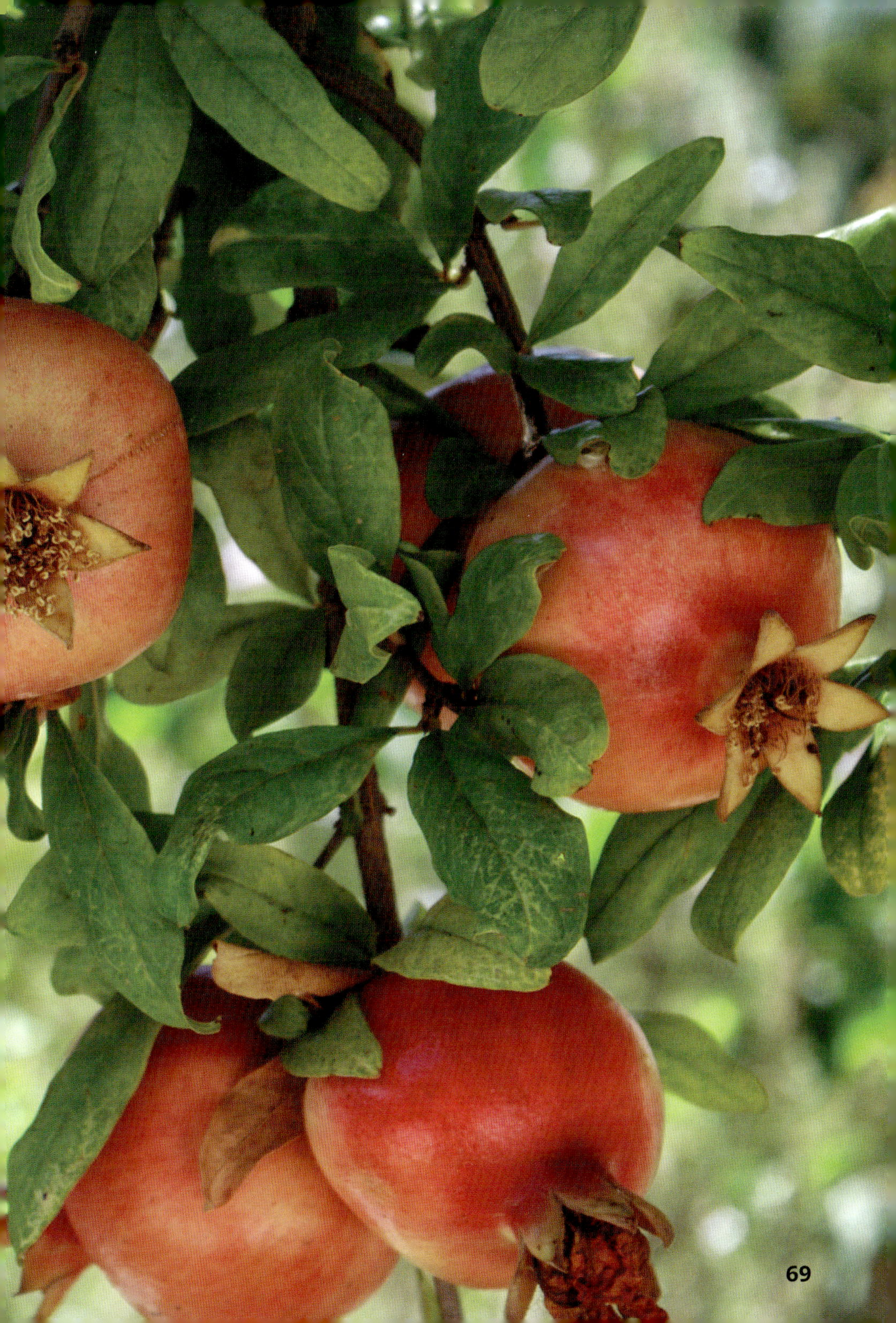

Granatapfel

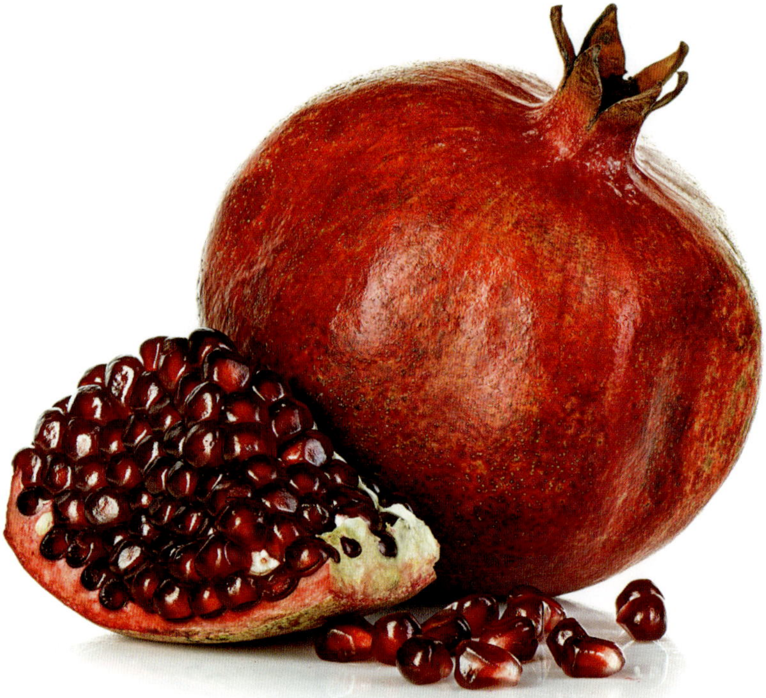

Tipp für den Verzehr!

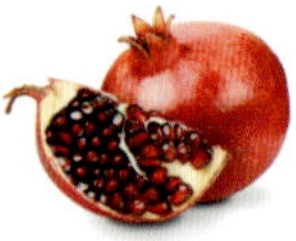

Ich esse mindestens zweimal pro Woche die Kerne eines ganzen Granatapfels und trinke regelmäßig Granatapfelsaft aus 100 % reiner Kernpressung. Vor meinem Training trinke ich ein Glas verdünnten Granatapfelsaft: Da dieser von Natur aus Zucker enthält, ist das Getränk bestens geeignet, um mehr Kraft beim Training zu bekommen. Die Kohlenhydrate werden hier übrigens nicht in Fett umgewandelt, da sie nach dem Training direkt für die Auffüllung der Energiespeicher in Muskeln und Leber gebraucht werden.

Wie in der Einleitung des Buches bereits beschrieben, war meine erste Erfahrung mit dieser Frucht alles andere als positiv, da ich anfangs direkt in den Granatapfel gebissen hatte und die Randschicht äußerst bitter schmeckt. Aber ich lernte die vorteilhaften Eigenschaften zu schätzen. Forschungen der University of California Riverside erzielten mit Granatapfellösung bei metastasiertem **Prostatakrebs** hervorragende Erfolge. Schon 2006 konnte anhand einer Studie bewiesen werden, dass die Polyphenole im Granatapfel erheblichen Einfluss auf den **PSA-Wert** bei Prostatakrebspatienten haben. Das **P**rostata **s**pezifische **A**ntigen dient als wichtiger Verlaufsmarker bei Prostatakrebs. Ziel während der Therapie ist es, diesen Wert entsprechend stabil zu halten, da er im direkten Zusammenhang mit der Lebenserwartung des Patienten steht.

Fasst man die Forschungsergebnisse aus Studien in Bezug auf Prostatakrebs in einigen Punkten zusammen, so wurden folgende krebsvorbeugende Eigenschaften festgestellt:

- **Initiale Hemmung von Entzündungen,**
- **Hemmung krebsfördernder Signalwege,**
- **Hemmung von Markern der Gefäßneubildung,**
- **Förderung der Apoptose,**
- **Stärkung der körpereigenen antioxidativen Schutzsysteme.**

Aufgrund der positiven Studienergebnisse starteten die Wissenschaftler auch Labortests an Brustkrebszellen – die Ergebnisse daraus sind beeindruckend: Mit nur einprozentiger Granatapfellösung konnte das Tumorwachstum gestoppt werden, eine fünfprozentige Lösung führte zum Absterben der Tumorzellen. Die Forscher machen dafür hauptsächlich die **Ellagsäure** verantwortlich, die im Granatapfel in großen Mengen vorkommt.

Granatapfelprodukte sind daher höchst empfehlenswert, denn sie sind **die Wunderwaffe** gegen Brust- und Prostatakrebs!

Mango

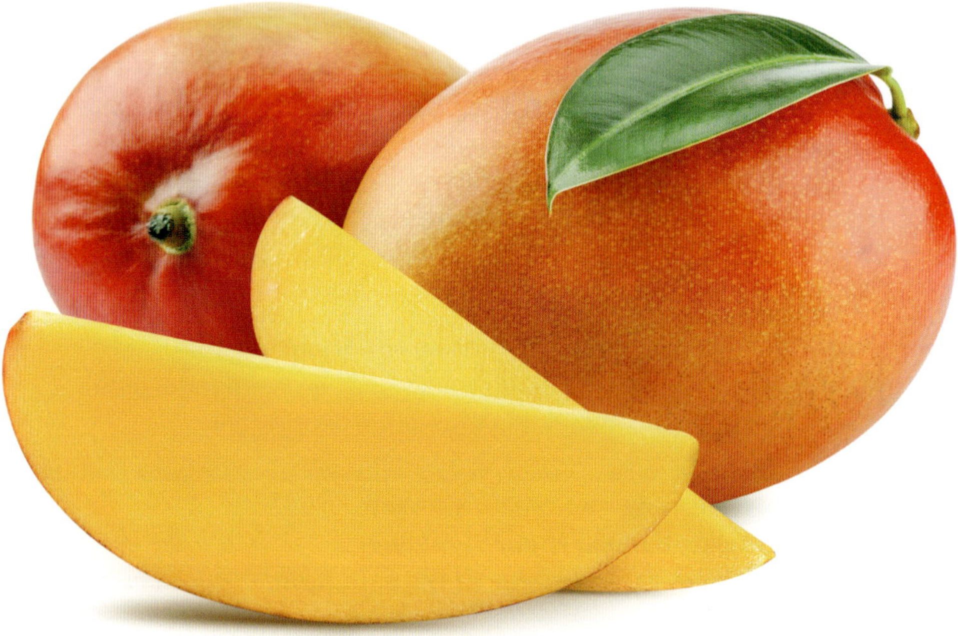

Tipp für den Verzehr!

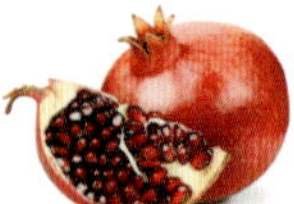

Ich esse ein- bis zweimal pro Woche eine Mango und verwende sie auch für den Mango-Kurkuma-Ingwer-Shot. Die Frucht und der Smoothie sind speziell in den heißen Sommerwochen erfrischend und für die ganze Familie eine gesunde Alternative zu kalorienreichen Cocktails und Eis.

Forscher von Texas Life Research haben festgestellt, dass Mangos ein Wachstum von Krebszellen, speziell in Brust und Darm hemmen können. Weitere Untersuchungen ergaben Folgendes: Die Frucht greift schon vor der Entwicklung der Krankheit ein.

Dr. Susanne Talcott und ihr Mann **Dr. Steve Talcott** führten eine Studie durch, bei welcher das krebshemmende Potenzial getestet werden sollte. Die Forscher konnten dabei eine krebsvorbeugende Wirkung der enthaltenen Stoffe nachweisen.

Sie testeten Polyphenol-Extrakte der Mango bei Dickdarm-, Brust-, Lungen-, Prostatakrebs und Leukämie. Polyphenole sind natürliche Substanzen, die in Pflanzen mit einer Vielzahl von Verbindungen enthalten sind. Die Mango zeigte krebshemmende Auswirkungen auf Leukämie, Lungen- und Prostatakrebs, die **effektivste Wirkung wurde jedoch bei Brust- und Darmkrebszellen** beobachtet. Der regelmäßige Verzehr wird laut dieser Studie auf jeden Fall empfohlen.

Wissenschaftler haben mittlerweile mehrere tausend Polyphenole im Pflanzenreich identifiziert; viele dieser Stoffe sind in der Südfrucht enthalten. Deshalb gilt sie als gesundes und hochrangiges Supernahrungsmittel.

Die Inhaltsstoffe sind dazu in der Lage, schädliche Krebszellen zu eliminieren und dabei gesunde Zellen zu verschonen. Ein Phänomen, das es in der pharmazeutisch basierten Medizin nicht gibt. Bei einer Chemotherapie werden beispielsweise auch gesunde Zellen geschädigt.

Für den Verzehr ist die Frucht dann ideal geeignet, wenn sie duftet und bei Druck leicht nachgibt. Schwarze Flecken sind ein Zeichen für den höchsten Reifegrad, daher sollte die Mango noch am selben oder am nächsten Tag gegessen werden.

Himbeeren

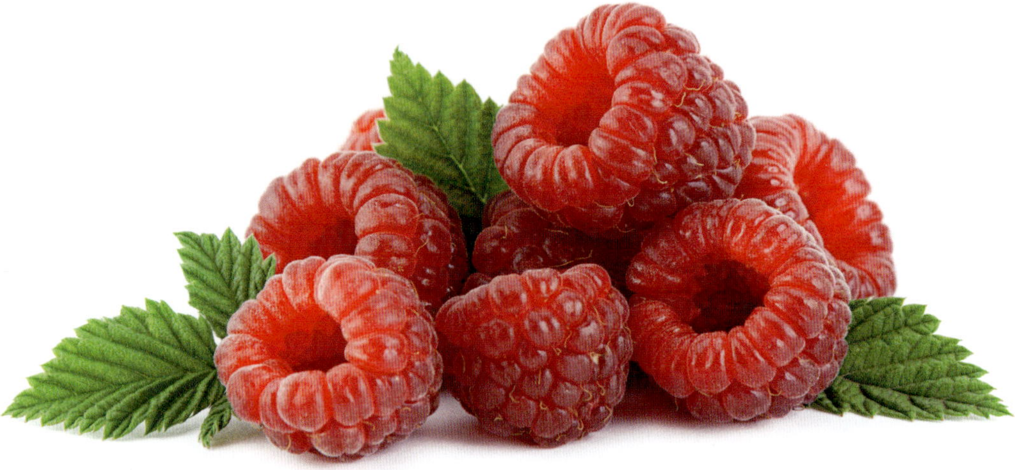

Tipp für den Verzehr!

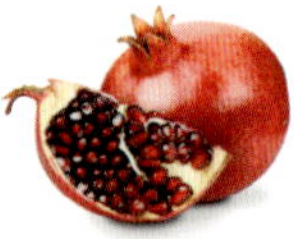

Ich esse ca. 375 g Himbeeren pro Woche, in der Sommersaison auch mehr, denn sie werden in meinem Garten geerntet.
Trotz aller Bedenken bezüglich Pestizide sollte man in der Winterzeit nicht auf diese Beeren verzichten. Wenn die Lebensmittel gründlich gewaschen werden, überwiegen die Vorteile der krebshemmenden Inhaltsstoffe!

Zwei der führenden Mediziner im Bereich der Krebsforschung, **Prof. Dr. med. Richard Béliveau** und **Dr. med. Denis Gingras** vom Krebsforschungszentrum Hopital Sainte-Justine in Montreal, haben der Himbeere ein Buch gewidmet:

Krebszellen mögen keine Himbeeren.

Wenn Du noch detaillierteres Hintergrundwissen zu den einzelnen Lebensmitteln sammeln willst, empfehle ich Dir dieses Buch. Die Autoren wecken mit viel Fachwissen und Professionalität das Bewusstsein für krebshemmende Ernährung. Auch mir wurde durch dieses Buch die wichtige Bedeutung erst klar.

So enthält die Himbeere sekundäre Pflanzenstoffe, die uns vor Entzündungen und freien Radikalen schützen. Wie beim Granatapfel ist vor allem die enthaltene **Ellagsäure** für die krebshemmenden Eigenschaften verantwortlich.

In Studien mit Brust-, Gebärmutterhals-, Darm-, Speiseröhren- und Prostatakrebszellen hat die Ellagsäure der Beere effektiv gezeigt, dass sie eine wichtige Rolle bei der Senkung von oxidativem Stress und bei der Entwicklung oder Reproduktion von Krebszellen spielen kann.

Eine weitere Studie der Clemens University in Südkalifornien stellte bei Himbeeren eine mächtige Wirkung gegen Krebs fest: Die Forscher konnten **90 %** von Magen-, Dickdarm- und Brustkrebszellen zerstören.

Gesunde Zellen haben einen Lebenszyklus von **ca. 120 Tagen**. Der Körper ersetzt diese durch neue gesunde Zellen. Krebszellen hingegen sterben nicht ab und teilen sich. Aus einer Zelle werden 2, 4, 8, 16, 32 usw. Ellagsäure kann diesen Vorgang unterbrechen, indem sie die Zellen zur Apoptose zwingt.

Himbeeren helfen aber auch bei entzündlichen Krankheiten wie Arthritis und Gicht in gleicher Weise wie **Aspirin** und **Ibuprofen.**

Heidelbeeren

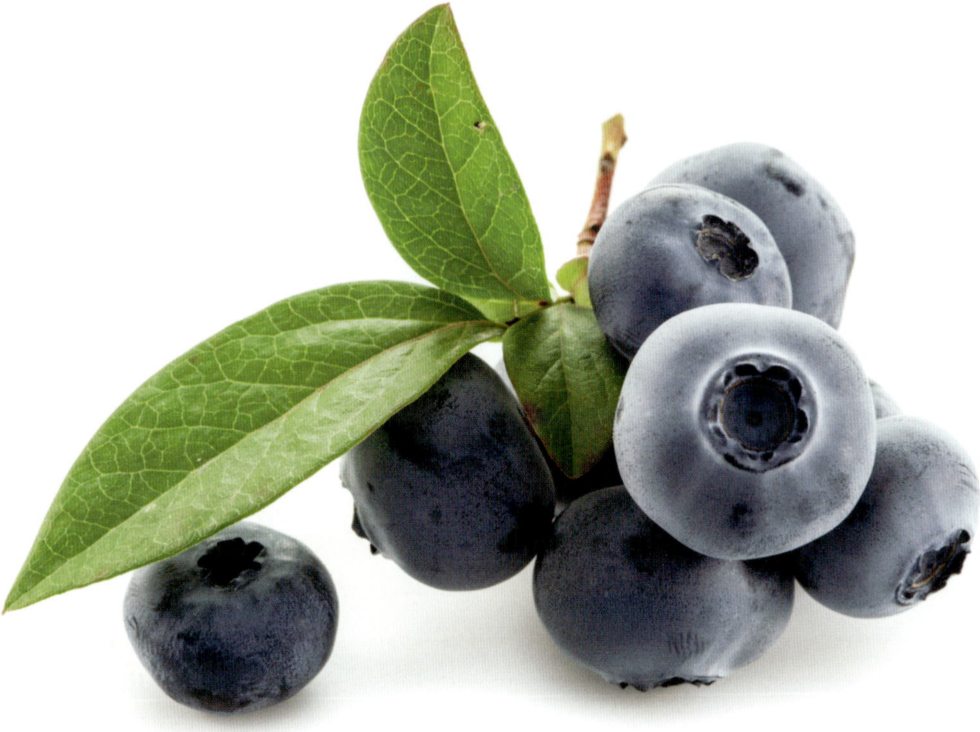

Tipp für den Verzehr!

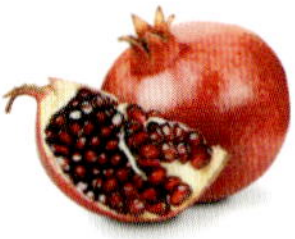

Ich esse ca. 250 g Heidelbeeren pro Woche, abhängig von der Jahreszeit. Im Sommer gibt es in Österreich hervorragende Möglichkeiten, diese Beeren in den Wäldern selber zu pflücken. Das ganze Jahr über trinke ich außerdem 100 % BIO-Heidelbeersaft.

Auch Heidelbeeren enthalten aktive **Polyphenole,** die schon vor der Entstehung eines Tumors vorbeugend wirken können. Durch die Radikalfänger in den Beeren werden reaktionsfreudige Moleküle gestoppt, die Zellen schädigen und somit Alterungsprozesse und Entzündungen begünstigen.
Durch oxidativen Stress, also durch einen Überschuss an freien Radikalen, kann im schlimmsten Fall Krebs ausgelöst werden. Oxidative DNA-Schäden sind Teil unseres täglichen Lebens. Diese Oxidationen erzeugen jeden Tag in etwa **10.000 bis 11.500 Schäden pro menschliche Zelle**. DNA-Schäden spielen auch eine wichtige Rolle bei der Entstehung von Krankheiten wie Krebs. Da Heidelbeeren reich an Antioxidantien sind, können sie freie Radikale, die Schäden an unserer DNA verursachen, neutralisieren.
In einer nur vierwöchigen Studie wurden die Teilnehmer angewiesen, täglich einen Liter von einer Mischung aus Heidelbeeren und Apfelsaft zu trinken. Am Ende der Studie konnte bewiesen werden, dass sich oxidative DNA-Schäden durch freie Radikale schon um **20 %** reduziert hatten. Eine weitere Studie, veröffentlicht in der Zeitschrift *ECAM (Evidence-Based Complementary and Alternative Medicine),* brachte aussichtsreiche Ergebnisse: Eine Komponente von Heidelbeeren kann die negativen Veränderungen im Zusammenhang mit der Bestrahlung unterdrücken.

Mit Heidelbeeren-Extrakt konnte zudem eine Anti-Tumor-Aktivität gegen Brustkrebszellen gezeigt werden. Das metastatische Potenzial bzw. die Zellbeweglichkeit reduzierte sich, während keine Auswirkungen auf gesunde Zellen beobachtet wurden. Viele Gründe also, um auch diese Beere auf den Speiseplan zu setzen!

Wichtige Information!

Die antioxidativen Eigenschaften von Heidelbeeren und anderen Beeren werden reduziert, wenn man sie gemeinsam mit Milcherzeugnissen verzehrt. Es wird empfohlen, Beeren nicht zusammen mit proteinhaltigen Produkten zu sich zu nehmen.

Brombeeren

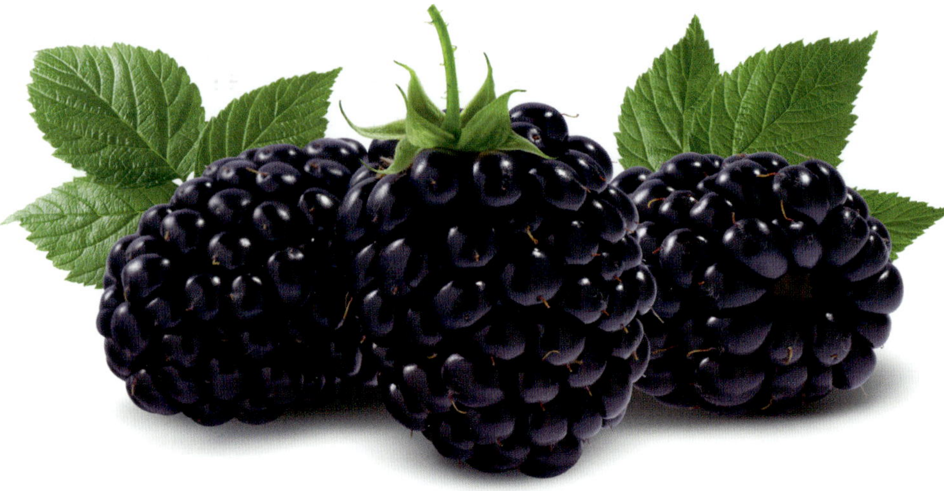

Tipp für den Verzehr!

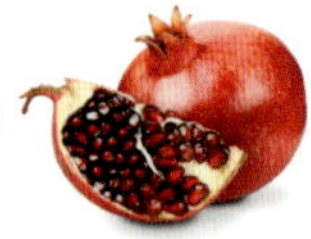

Brombeeren sind im Handel leider nicht regelmäßig erhältlich. Wenn es möglich ist, esse ich ca. 125–250 g Brombeeren pro Woche. Auch diese Beere wird mittlerweile in meinem Garten angebaut.

Brombeeren enthalten im Vergleich zu anderen Beeren und Früchten verhältnismäßig hohe Konzentrationen von **Phytoöstrogenen** – sekundäre Pflanzenstoffe, die der Struktur von Östrogenen ähnlich sind. Die Brombeere ist unverkennbar mit der Himbeere verwandt.

Sie hat einen relativ hohen Gehalt an Antioxidantien und ist eine bedeutende Quelle von Stoffen, welche chemopräventive Eigenschaften gezeigt haben. **Quercetin, Kämpferol, Salicylsäure und B-Vitamine** sind als wirksame Inhaltsstoffe hervorzuheben.

Studien beweisen, dass Brombeeren vorteilhaft im Kampf gegen Brustkrebs sind. Die Wirkung von **Herceptin**, ein Arzneistoff, der erfolgreich in der Behandlung einer fortgeschrittenen Brustkrebserkrankung eingesetzt wird, konnte in Verbindung mit dieser **Sammelsteinfrucht** noch verbessert werden.

Wie Granatapfel, Himbeere, Erdbeere und Aroniabeere enthält die Brombeere gesunde **Ellagsäure**, die eine Teilung von Krebszellen stoppt. Erforscht wurde diese schon im Jahr 1993 von **Dr. Daniel Nixon**, Onkologe und Hämatologe der American Health Foundation und ehemaliger Vizepräsident der American Cancer Society.

Mit dem Polyphenol konnte er das Voranschreiten von Gebärmutterhalskrebs stoppen. Schon bei diesen Untersuchungen stellte sich heraus, dass entgiftende Enzyme in der Leber aktiviert werden, die das Blut von krebserregenden Chemikalien und Stoffen reinigen. Zudem wurde die Zerstörung eines wichtigen Gens verhindert, das für den Schutz von Gebärmutterzellen verantwortlich ist.

Ellagsäure kann Zellen schützen, indem sie einen **Mantel um die DNA** legt. Sie dient als Antioxidans und stimuliert das Immunsystem, die Krebszellen zu bekämpfen.

Erdbeeren

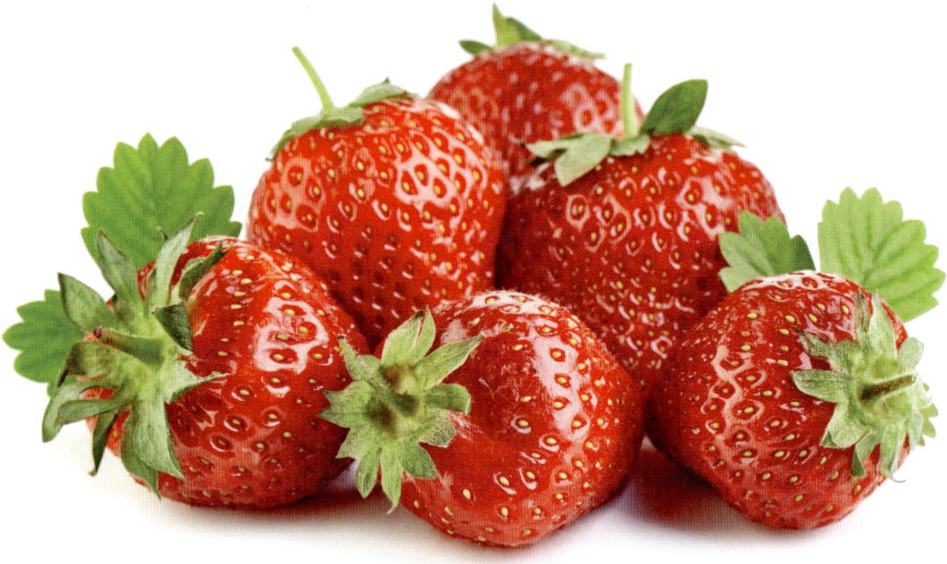

Tipp für den Verzehr!

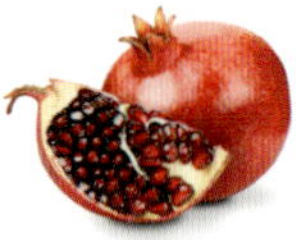

Das Erdbeerland ist speziell im deutschsprachigen Raum ein beliebtes Ausflugsziel für die ganze Familie. Auch ich nutze die Gelegenheit, um dort frische Erdbeeren zu pflücken. Mein wöchentlicher Verbrauch liegt bei mindestens 500 g.

Kaum eine Frucht enthält so viel **Folsäure** wie die Erdbeere. Das Vitamin kann vom Körper nicht selbst hergestellt werden, jedoch braucht es der Organismus. In den Erdbeeren stecken außerdem viel Vitamin A, Vitamin E, Vitamin K, Jod, Magnesium, Eisen und Phosphor. Auf der American Association für Krebsforschung wurde eine Studie präsentiert, welche nachweist, dass die Inhaltsstoffe den Prozess der Krebsbildung noch vor seiner Entwicklung beeinflussen können. Die in China durchgeführten Untersuchungen bestätigen einen Zusammenhang zwischen dem Verzehr von Erdbeeren und der Hemmung von Tumoren in einem frühen Stadium. Dabei wurden Patienten mit einem hohen Risiko für Speiseröhrenkrebs betrachtet.

Dr. Tong Chen, Professorin und Forscherin am Ohio State Comprehensive Cancer Center untersuchte die Wirkungen als Krebsvorsorge bei Menschen, nachdem sie bei Tierversuchen positive Erfolge verzeichnet hatte. Die Untersuchungspersonen aus Zentralchina bekamen zweimal täglich ein Getränk aus gefriergetrocknetem Erdbeerpulver verabreicht. Diese Art der Einnahme fördert die positiven Effekte. In China ist die Risikorate an Speiseröhrenkrebs zu erkranken weltweit am höchsten. Als mögliche Ursache dafür wird der hohe Konsum von zu heißen Getränken wie z. B. Tees vermutet. Diese können dauerhafte Entzündungen hervorrufen und die Speiseröhre nachhaltig schädigen. In vielen Fällen geht Speiseröhrenkrebs von präkanzerösen Wucherungen aus, die in leicht, mittelschwer und schwer für die Wahrscheinlichkeit des Voranschreitens in Bösartigkeit eingestuft werden. Unter den Teilnehmern der Studie bildete sich die Krankheit bei einem Großteil nach sechs Monaten zu einem weniger gefährlichen Zustand zurück.

Dr. Tong Chen sieht durch die positiven Studienergebnisse eine Alternative bzw. eine Ergänzung zu konventionellen Therapieansätzen. Gerade in Zentralchina könnten diese Erkenntnisse viele Menschen vor dieser weit verbreiteten und gefürchteten Krebserkrankung schützen.

Grüner Tee

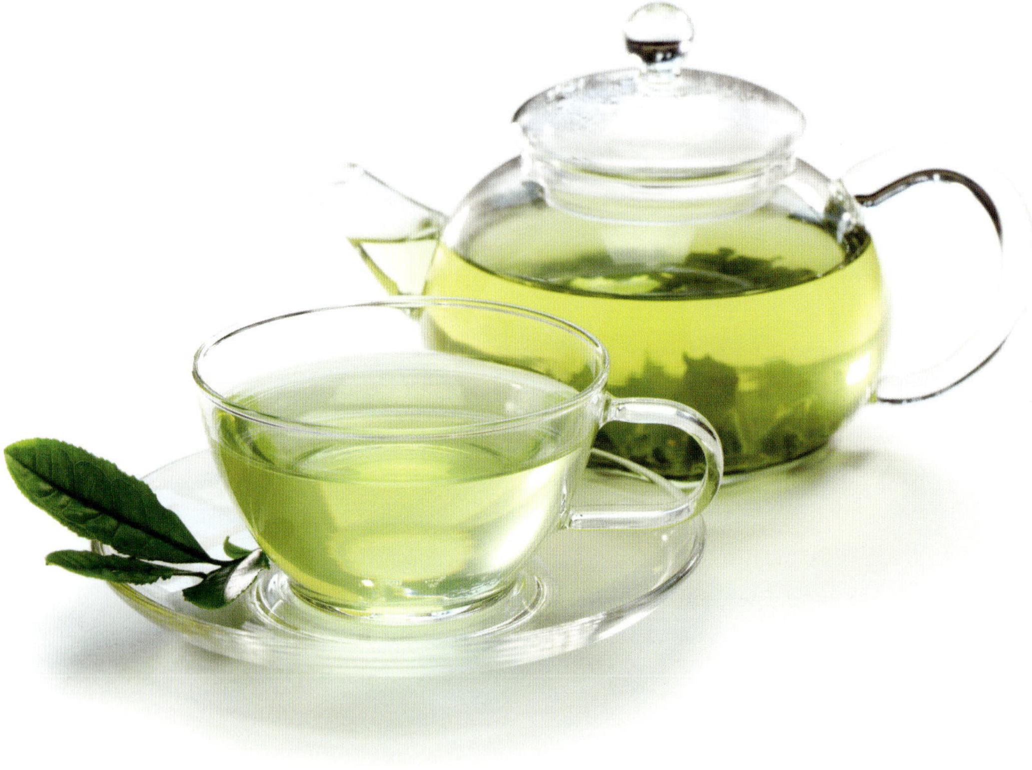

Tipp für den Verzehr!

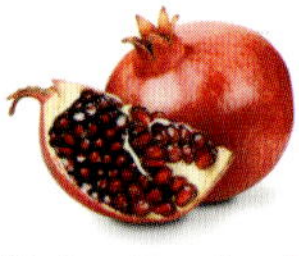

Ich genieße ein bis zwei Tassen Matcha täglich. Da bekannt ist, dass sich die Polyphenole im Grüntee und Curcumin in ihrer Wirkung gegenseitig verstärken, gebe ich pro Tasse ca. eine Messerspitze meiner Gewürzmischung KURKUMA PLUS hinzu. Matcha-Grüntee hat den Vorteil, dass die Teeblätter pulverisiert sind und dadurch alle krebshemmenden Inhaltsstoffe erhalten bleiben bzw. mitgetrunken werden. Der Tee sollte nicht zu heiß sein, da dies wie bereits erwähnt die Speiseröhre schädigen kann.

Seit fast 5.000 Jahren wird grüner Tee als Heilpflanze genutzt. Vor allem im alten Japan wurde er fast ausschließlich aus medizinischen Gründen getrunken. Seine Einsatzmöglichkeiten machen das Getränk für die Wissenschaft hochinteressant, denn zahlreiche Studien belegen mittlerweile seine gesundheitlichen Vorteile.

Besonders **die Sorten Matcha und Sencha** verringern die Wahrscheinlichkeit, Krebs zu entwickeln. Die **Catechine** im grünen Tee sind dazu in der Lage, die molekularen Verbindungen zwischen Entzündung und Krebsbildung zu stören.

Einer der wichtigsten, krebshemmenden Inhaltsstoffe ist das Pflanzenhormon **Epigallocatechin-3-gallat** (EGCG). In mehreren Studien konnte das vorbeugende Potenzial von EGCG in Bezug auf Tumore der Prostata, Brust und Gebärmutter bewiesen werden.

Aber auch bei Haut- und Lungenkrebs, bei Tumoren in der Leber sowie bei Krebsarten des Verdauungssystems wurde eine Wirksamkeit des grünen Tees beobachtet. Das Wachstum der Tumore wird nämlich verzögert. Die EGCG-Catechine haben dabei keine negativen Auswirkungen auf gesunde Zellen.

Das Fachjournal *Metabolomics* bestätigt diesen Ansatz in einer weiteren veröffentlichten Studie: Die Forscher stellten fest, dass das EGCG im grünen Tee Einfluss auf den Stoffwechsel von Krebszellen hat. *„Durch die Studie konnte dargestellt werden, wie der Stoffwechsel von Krebszellen durch EGCG unterbrochen wird. Dieses Wissen wird nun genutzt, um den Verlauf der Krankheit zu beeinflussen bzw. ihr von vornherein vorzubeugen"*, so die Forscher vom Los Angeles Biomedical Research Institute.

Catechine (EGCG) und Curcumin verstärken sich gegenseitig in ihrer Wirkung! Mehr dazu kann ab Seite 94 nachgelesen werden.

Die richtigen Öle und Fette

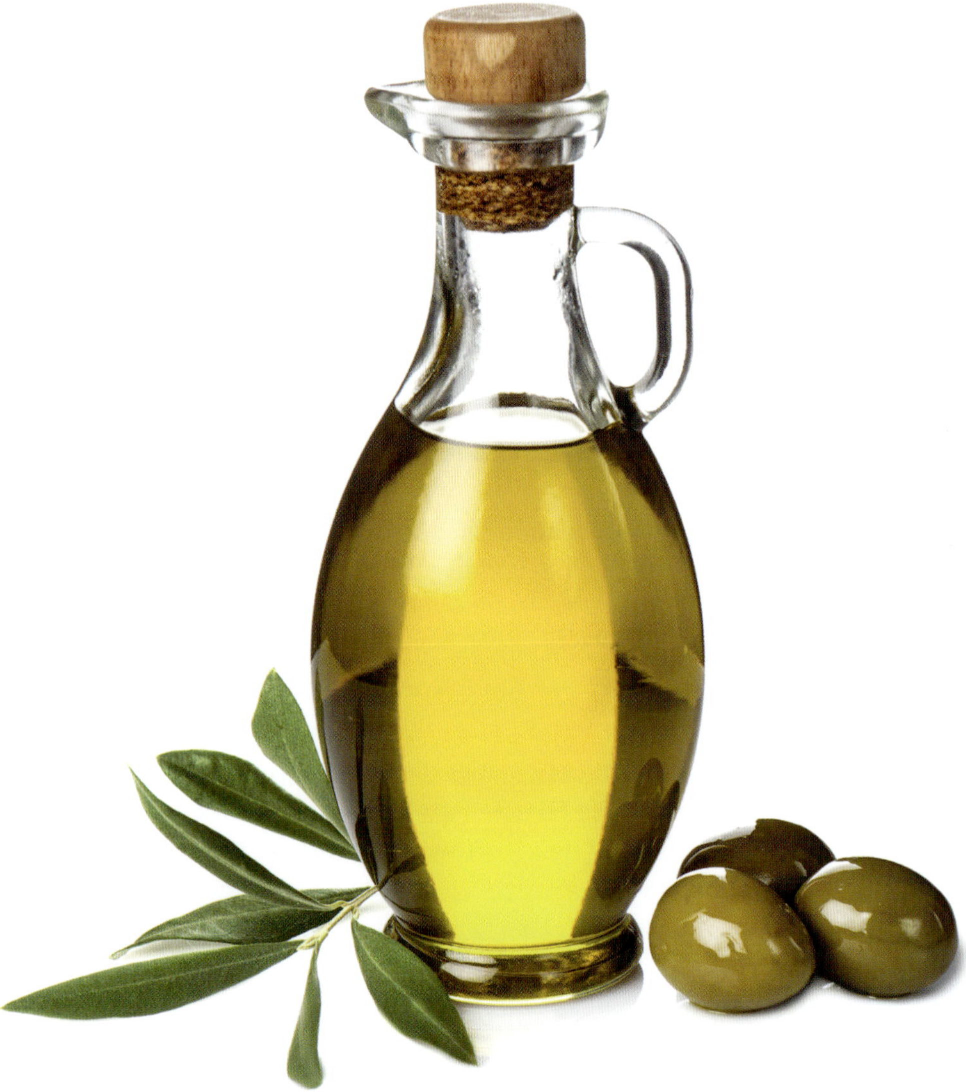

In unserer heutigen Gesellschaft ernähren wir uns hauptsächlich von industriell hergestellten Lebensmitteln, welche zum Großteil **Omega-6-Fettsäuren** enthalten. Diese **fördern Entzündungsvorgänge**, die unter Umständen Ursache einer Krebserkrankung sein können.

Das historische Verhältnis Omega-3- zu Omega-6-Fettsäuren lag in unserer Ernährung traditionell bei **1:1**, egal um welche Bevölkerungsschicht es sich im Laufe der Evolution handelte.
Im Zeitalter der heutigen Nahrungsmittelproduktion hat sich dieses Verhältnis laut Untersuchungen auf **1:25** verändert. Der Überkonsum von Omega-6-Fettsäuren ist also direkt mit unseren heutigen Lebensumständen verbunden. Dabei braucht der Körper Fettsäuren, die **entzündungshemmend** wirken. Zu diesen Fetten gehören **Omega-3-** und **Omega-9-Fettsäuren.**

Es gilt also auch, mit den richtigen Ölen und Fetten Entzündungen im Körper zu kontrollieren, um dadurch Krebserkrankungen in einem frühen Stadium erkennen und heilen zu können.

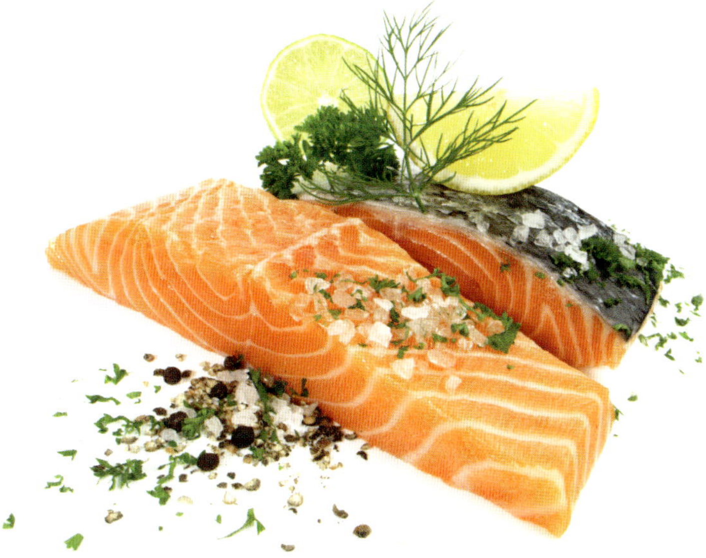

Walnüsse...perfektes Verhältnis an Fettsäuren!

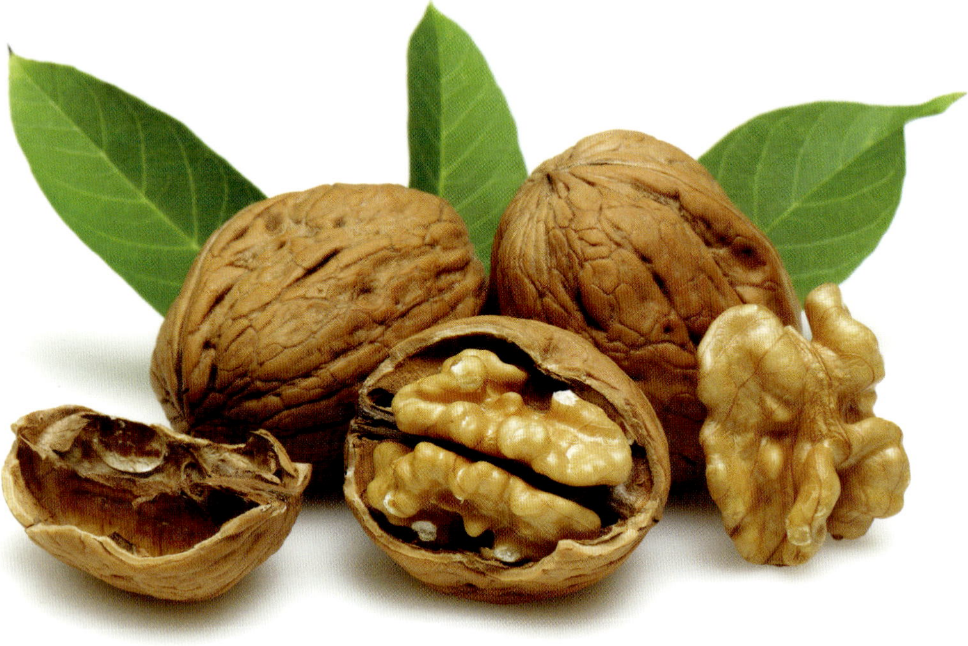

Tipp für den Verzehr!

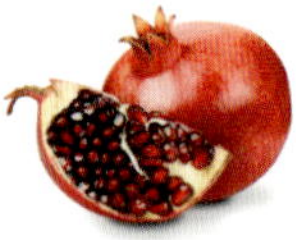

Iss regelmäßig Nüsse, denn sie enthalten hochwertige Fette und Inhaltsstoffe. Ein- bis zweimal pro Woche sollte zudem ein Fischgericht auf dem Speiseplan stehen.

Mais- und Sonnenblumenöl sollten durch **Olivenöl** (hoher Omega-9-Gehalt) sowie **Raps- und Leinöl** (hoher Omega-3-Gehalt) ersetzt werden. Wenn Du ein- bis zweimal pro Woche Fisch oder Nüsse verzehrst, ist dies eine weitere Möglichkeit, das Gleichgewicht zwischen Omega-3- und Omega-6-Fettsäuren herzustellen.

Die empfehlenswertesten Lieferanten für Omega-3-Fettsäuren sind **Wildlachs, Sardinen und Makrelen.** Zuchtfische werden oft mit Körnern gefüttert, die aus vielen Omega-6-Fettsäuren zusammengesetzt sind, deshalb enthalten diese Fische bedeutend weniger Omega-3.

Achte daher genau auf die Auswahl Deiner Produkte!

Walnüsse und auch viele andere Nusssorten enthalten **Arginin,** eine **Aminosäure,** die Blutgefäße erweitert und so zur Senkung des Blutdrucks beitragen kann.
Nüsse beinhalten außerdem das Fett **Alpha-Linolensäure**; dies ist die einzige Omega-3-Fettsäure pflanzlicher Herkunft.

Der Fettgehalt von Nüssen ist beachtlich, jedoch handelt es sich dabei immer um sehr hochwertige und gesunde Fette. Speziell zu erwähnen ist die perfekte Zusammensetzung aus diversen Fettsäuren. Es besteht ein hoher Gehalt an ungesättigten Fettsäuren, wobei der Anteil an gesättigten Fetten sehr gering ist.

Bei der Walnuss liegt darüber hinaus ein sehr **ausgeglichenes Verhältnis zwischen Omega-6- zu Omega-3-Fettsäuren** vor.

Walnüsse werden von Wissenschaftlern der Marshall University in den USA als Brustkrebs-Prophylaxe empfohlen, denn durch den regelmäßigen Verzehr kann laut einer Studie das Brustkrebsrisiko sehr stark verringert werden. Da Nüsse viele Kalorien enthalten, sollte man sie dennoch gezielt und entsprechend mäßig dosieren!

100 % Bio-Fruchtsäfte

OBSTHOF 18 R 86 RETTER STYRIA AUSTRIA

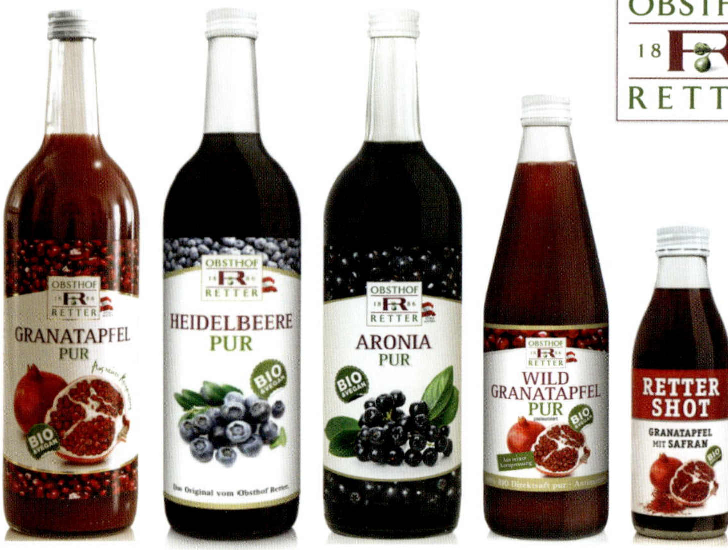

Durch meine Recherchen zu hochwertigen Produkten und Fruchtsäften bin ich auf den **Obsthof Retter** gestoßen. Werner Retter führt den steirischen Biobetrieb in der dritten Generation nach dem Motto *„Wir haben der Natur nichts hinzuzufügen"*.

Der Granatapfel spielt auf dem Obsthof Retter eine wichtige Rolle. Retter selbst hat bei **Univ.-Prof. Mag.pharm. Dr. Wolfgang Kubelka** studiert und sich in seiner Abschlussarbeit ausführlich mit den wichtigen Inhaltsstoffen des Granatapfels beschäftigt. Sein umfangreiches Wissen setzt er ein, um Bauern in benachteiligten Regionen dieser Erde beim Bio-Anbau von Granatäpfeln zu unterstützen. Dadurch entstehen hochwertigste Granatapfelsorten, die durch ein speziell entwickeltes Verfahren (reine Kernpressung ohne Lamellen und ohne Schale) zu einem Saft mit unvergleichlichem Geschmack und gesundheitsfördernden Inhaltsstoffen verarbeitet werden. Retter verzichtet zudem bewusst auf jegliche Zusätze wie Zucker, Wasser und künstliche Aromen! Auf Wunsch meiner Leserinnen und Leser habe ich auch die von mir verwendeten Retter-Produkte im DU GESUND Onlineshop aufgenommen.

Tipp für den Verzehr! 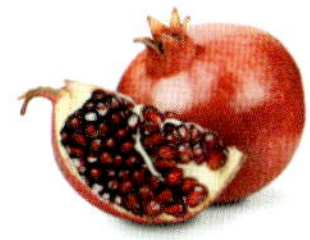

Ich trinke regelmäßig 100 % Muttersäfte aus Granatapfel, Aronia- und Heidelbeere.

Säfte sind zwar kein Ersatz für die jeweilige Frucht, trotzdem enthalten sie viele Inhaltsstoffe und sind eine geeignete Ergänzung zum krebsvorbeugenden Ernährungsprogramm.

Vor allem dann, wenn die Früchte – abhängig von der Jahreszeit – nicht immer verfügbar sind, bilden Fruchtsäfte eine mögliche Alternative.

Die meisten Ballaststoffe gehen beim Pressvorgang verloren, dennoch enthalten Säfte einen sehr hohen Anteil an wertvollen Bestandteilen, die einen positiven Einfluss auf die Gesundheit haben.

Diese sind zum Beispiel die sekundären Pflanzenstoffe wie Polyphenole und Flavonoide, die das Immunsystem stärken.

Fruchtsäfte, die nach Angaben des Herstellers **zu 100 % direkt gepresst** sind, haben den höchsten Anteil an gesunden und wichtigen Inhaltsstoffen. Darüber hinaus sollte der Saft aber auch frei von künstlichen Aromen, Farb- und Konservierungsstoffen sein sowie keine Zuckerzusatzstoffe enthalten.

Nektarprodukte sind **nicht** als Obstersatz geeignet, sie haben meist nur einen Fruchtsaftgehalt von **25 bis 50 %** sodass bei vielen Nektarprodukten übermäßiger Zucker- und Wassergehalt bestehen.

Konzentrate oder Sirup sind für die Gesundheit **wertlos**.

Rotwein

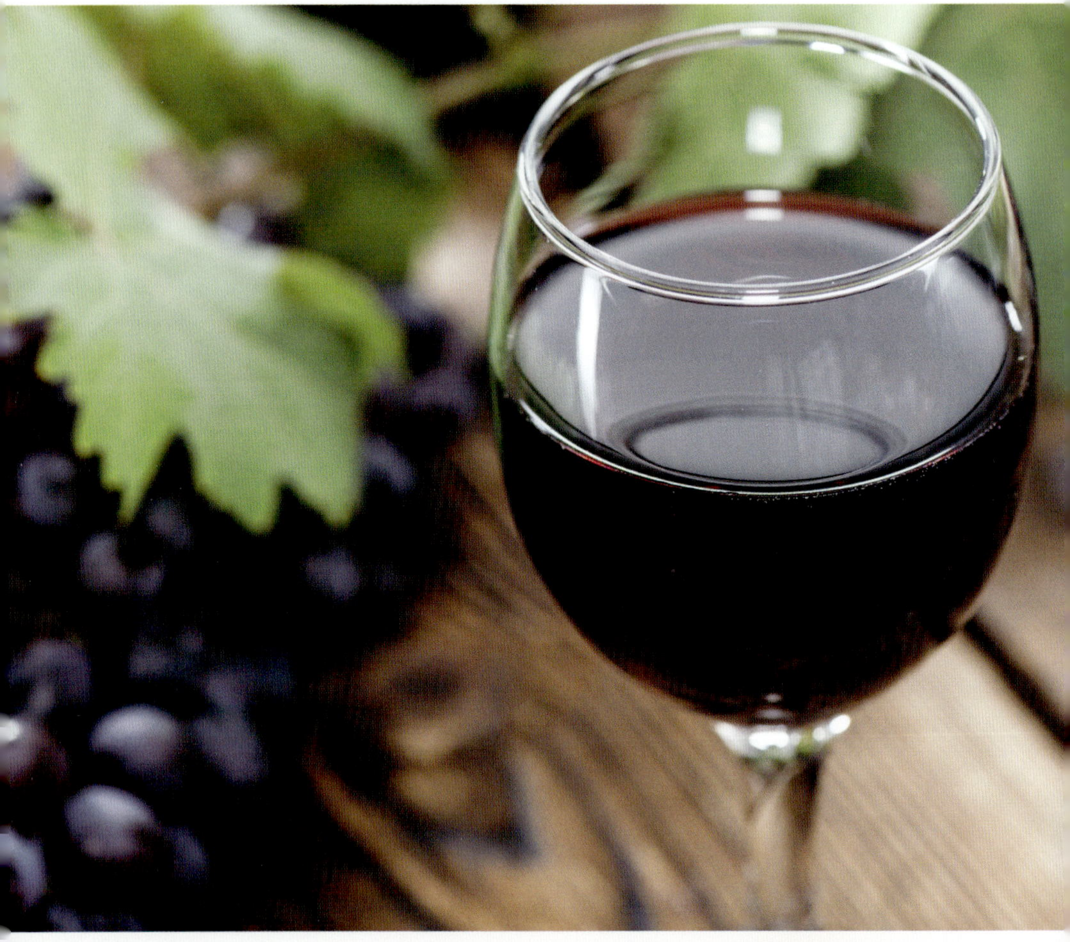

Tipp für den Verzehr!

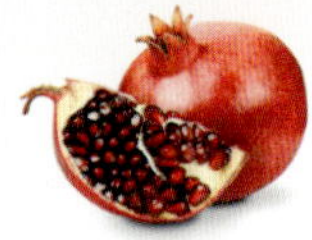

Die schützende Wirkung von Rotwein kommt Dir dann zugute, wenn Du den Genuss auf das sprichwörtliche ‚Gläschen in Ehren' reduzierst.

Rotwein kann durch das Polyphenol **Resveratrol** bestimmten Krebserkrankungen vorbeugen. Es gehört zur Gruppe der **Phytoalexine**, zerstört geschädigte Zellen und verhindert die Bildung von Tumoren. Übermäßiger Alkoholkonsum greift aber grundsätzlich im Körper Gene an, die speziell im Hals- und Kopfbereich zu einer Tumorentwicklung führen können, insbesondere durch den Konsum hochprozentiger Getränke.

Forscher untersuchten eine äußerst seltene genetische Störung, die sogenannte **Fanconi-Anämie**. Diese betrifft schätzungsweise ein Kind von 350.000 Neugeborenen. Bei der Erbkrankheit fehlt dem Organismus die Fähigkeit, DNA-Schäden zu bereinigen. Dadurch haben die Betroffenen ein extrem erhöhtes Krebsrisiko.

Die Wissenschaftler einer weiteren Studie entdeckten, dass der genetische Vorgang bei der Fanconi-Anämie dem krebserregenden Mechanismus bei übermäßigem Alkoholkonsum in vielerlei Hinsicht ähnlich ist. Es kommt zu einer Überforderung der Reparaturmechanismen und zur Entartung von Zellen. Resveratrol tötet aber irreparable Zellen gezielt ab, wodurch im Körper lebensbedrohliche Krebszellen abgewehrt werden.

Der Studienautor **Prof. Dr. Robert Sclafani** erklärt:

„Bei Betrachtung epidemiologischer Studien ist Alkohol ein Risikofaktor, die Alkoholquelle spielt aber eine entscheidende und wesentliche Rolle. Das Resveratrol in roten Trauben und Rotwein ist kein Wundermittel, das die Schäden von Alkohol vollkommen beseitigen kann. Es tötet aber die gefährlichsten Zellen ab, weshalb das Risiko einer durch Alkoholkonsum bedingten Krebserkrankung stark gesenkt wird."

Ein rotes Gläschen in Ehren, kann also niemand verwehren!

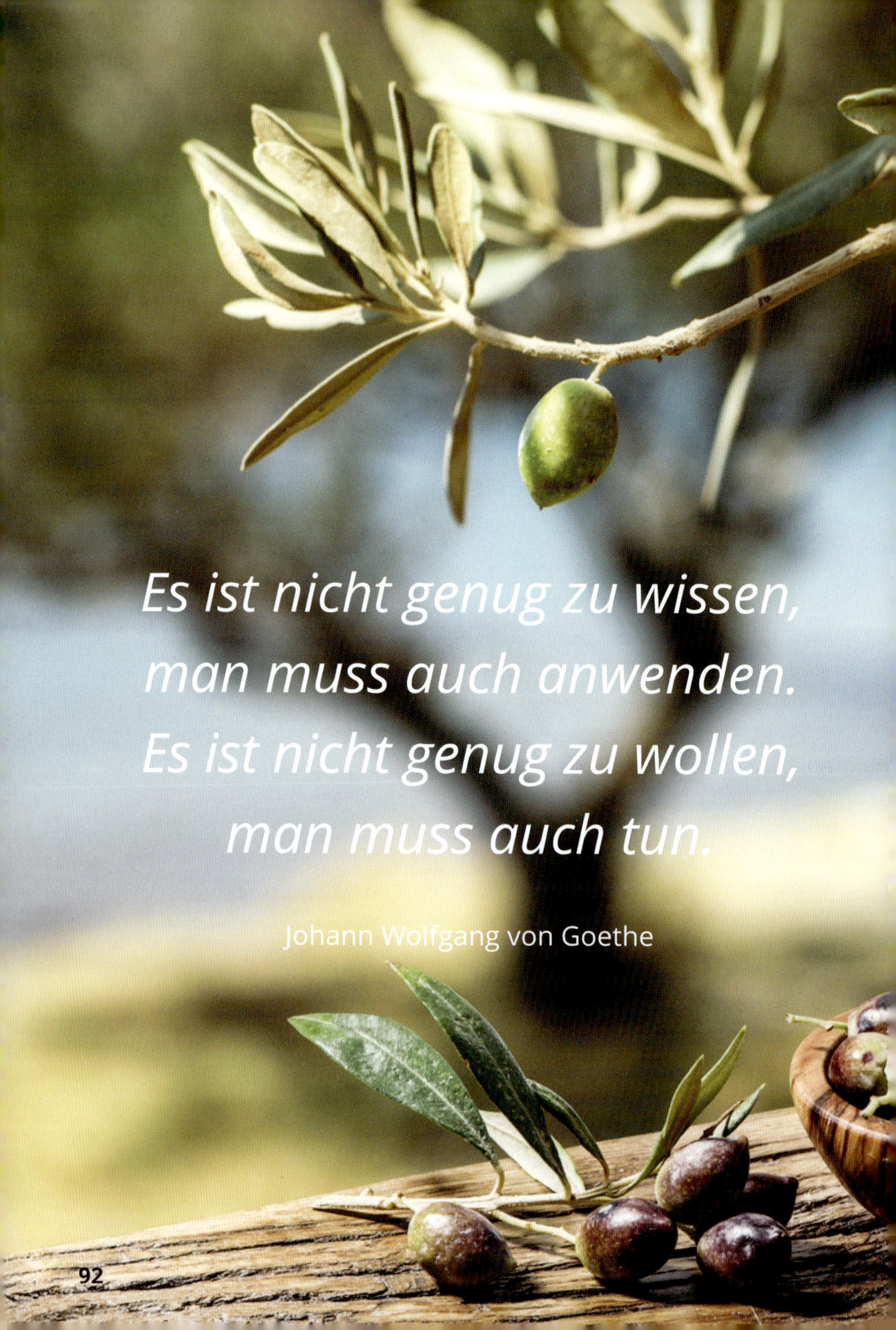

Es ist nicht genug zu wissen,
man muss auch anwenden.
Es ist nicht genug zu wollen,
man muss auch tun.

Johann Wolfgang von Goethe

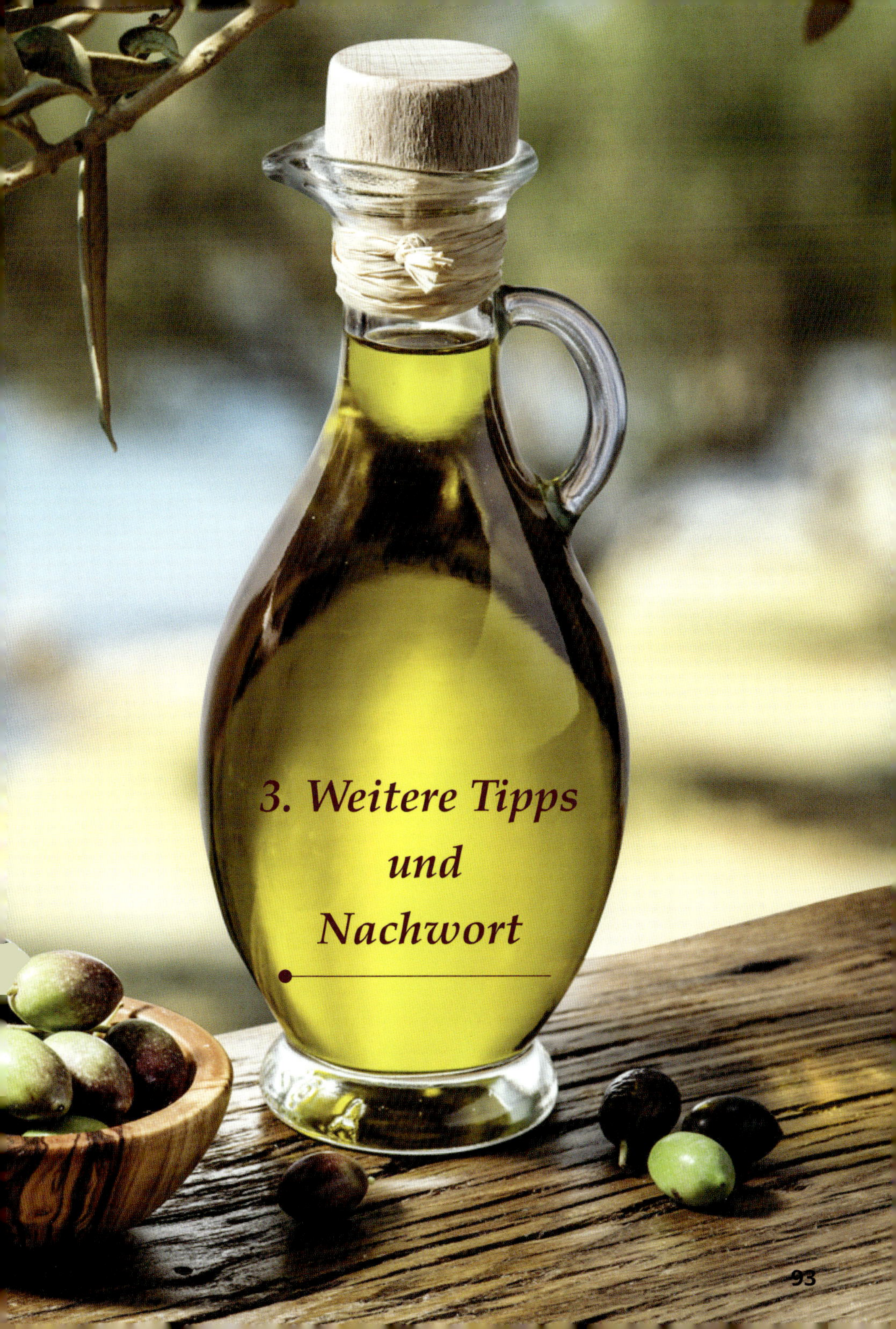

3. Weitere Tipps und Nachwort

Effektivität durch Kombinationen

Lebensmittel mit krebshemmendem Potenzial verstärken sich tatsächlich gegenseitig in ihrer Intensität.

Bei Untersuchungen, die ebenfalls an der Universität von Illinois durchgeführt wurden, fand man heraus, dass Brokkoli in Kombination mit Brokkolisprossen die krebsbekämpfenden Effekte fast verdoppelt. Getestet wurden zwei Gruppen von Männern. Die erste Gruppe nahm **ausschließlich Brokkolisprossen** zu sich, die zweite **Brokkolisprossen in Verbindung mit Brokkolipulver**.

Dabei stellten die Wissenschaftler bei der zweiten Teilnehmergruppe eine fast doppelte Menge von krebshemmenden Substanzen im Blut fest, was den gegenseitigen Wirkungseffekt bewies.

Die Kombination beider Lebensmittel führte nicht nur zu einer höheren Konzentration der Stoffwechselprodukte, sondern diese konnten viel rascher im Blut der Probanden identifiziert werden. Dabei dauerte es nur **30 Minuten**, bis die Wirkstoffe im Blut festgestellt wurden.

Studienleiterin Prof. Dr. Elizabeth Jeffery empfiehlt deshalb, einfach mit verschiedenen krebshemmenden Lebensmitteln zu kombinieren, zum Beispiel Brokkoli gemeinsam mit Brokkolisprossen oder Meerrettich zu verzehren. *„Je würziger, desto besser"*, sagt sie.

Eine ähnliche Reaktionsweise konnte auch bei **EGCG** beobachtet werden, einem wichtigen Polyphenol und welches verantwortlich für die krebshemmenden Eigenschaften von grünem Tee ist. In geringer Dosis ist es nicht in der Lage, den Tod von Krebszellen auszulösen. Trifft es jedoch **gemeinsam mit Curcumin** auf eine Krebszelle, wird eine Reaktion herbeigeführt, die den Zelltod verursacht.

Versuche mit Curcumin zeigten einen extremen Synergieeffekt mit dem Pfeffermolekül **Piperin**. Durch dieses erreicht es eine **vielfache Resorptionsfähigkeit** und ausreichende Intensität, mit der das Verhalten einer Krebszelle beeinflusst werden kann. Außerdem gibt es aussagekräftige Studienergebnisse aus New Jersey USA, die eine Synergie zwischen **Kurkuma und Kohlgemüse** beschreiben.
Krebs muss als eine chronische Krankheit betrachtet werden. Dabei kannst Du jeden Tag nutzen, entarteten Zellen permanent über die Nahrung Wirkstoffe zu verabreichen, die sie schwächen und abtöten. Speziell wenn es darum geht, dies mit bestmöglicher Effektivität zu tun, ist es aber sehr wichtig zu wissen, dass einige Stoffe durch Zugabe einer zweiten Komponente intensiviert werden können.

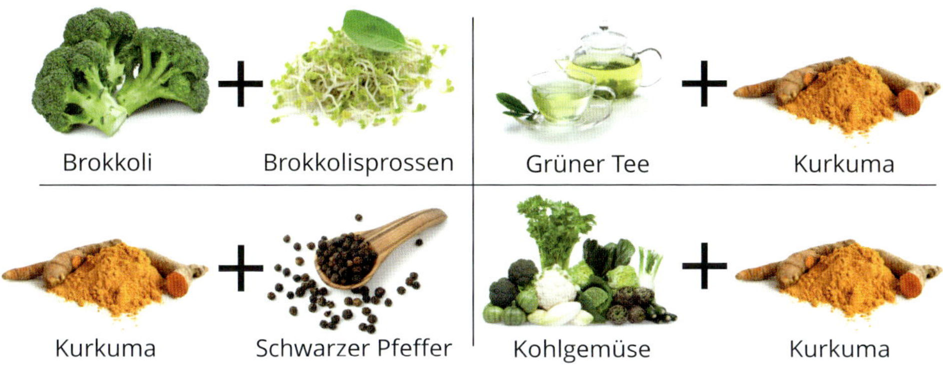
Brokkoli
+
Brokkolisprossen
Grüner Tee
+
Kurkuma
Kurkuma
+
Schwarzer Pfeffer
Kohlgemüse
+
Kurkuma

Dies zeigt auch, dass man gründlich sein muss, wenn es um die Themen Gesundheit und Krebsnachsorge geht. Gesund zu leben bedeutet in unserer heutigen Gesellschaft für viele Menschen nur, Obst und Gemüse mehr oder weniger auf den wöchentlichen Speiseplan zu setzen. **Um aber eine Krankheit wie Krebs zu heilen oder sie von vornherein zu verhindern, ist es notwendig, eine gezielte tägliche Dosis an krebshemmenden Substanzen zu sich zu nehmen und das mit maximaler Effektivität!**
Beim nächsten Einkauf in der Gemüseabteilung solltest Du bedenken: Mit den Zutaten für eine Brokkolisuppe oder den genannten Kombinationen kann man noch heute die Krebszellen von morgen bekämpfen.

Integration von krebshemmenden Lebensmitteln in den Alltag – jetzt bist Du an der Reihe!

Eine beständige Veränderung der Lebens- und Ernährungsgewohnheiten geht nicht von heute auf morgen. Für eine Umstellung sollten daher mindestens zwei bis drei Monate eingeplant werden. Damit kann sich Dein Körper auf neue Gewohnheiten und bestimmte Nährstoffe einstellen. Beginne deshalb mit einer **schrittweisen Umstellung** und versuche nicht, alles sofort zu ändern.

Ein guter Start wäre es zum Beispiel, **fünf** der beschriebenen Lebensmittel auf die nächste Einkaufsliste zu setzen:

Paranüsse, Granatäpfel, Himbeeren, Ingwer und Olivenöl.

Am Anfang behält man bisherige Speisen einfach bei und integriert nach und nach krebshemmende Lebensmittel, zum Beispiel zwei bis drei Paranüsse pro Woche. Wie bereits erwähnt, sollten diese nicht gemeinsam mit Vitamin C-haltigen Lebensmitteln gegessen werden.

Bei Gelegenheit wird der Selenspiegel im Blut gemessen, damit Du Gewissheit bekommst, ob er sich innerhalb des Referenzbereichs befindet.

Granatäpfel und Himbeeren kann man als Zwischenmahlzeit hinzufügen. Wenn Du zuvor Salate mit Maiskeim- oder Sonnenblumenöl zubereitet hast, werden diese durch Oliven-, Raps- oder Leinöl ersetzt. Nach kurzer Zeit hat man sich an den noch unbekannten Geschmack gewöhnt. Grundsätzlich wird dabei das Ziel verfolgt, den Verzehr von Omega-6-Fettsäuren einzuschränken, um ein Gleichgewicht zu Omega-3-Fettsäuren im Körper herzustellen.

Da Ingwertee als Kalt- und Warmgetränk gleichermaßen geeignet ist, kann er zu jeder Jahreszeit getrunken werden und ist dadurch leicht in die Ernährungsliste aufzunehmen. Je nachdem, wie lange man den Tee stehen lässt, entfaltet er sein Aroma, seine Intensität und Schärfe.

Mit der Entscheidung, die ersten fünf empfohlenen Naturprodukte regelmäßig auf den Ernährungsplan zu setzen, hast Du schon einen ersten wegweisenden Grundstein gelegt.

Mache es zur Routine!

Bei zukünftigen Einkäufen wirst Du merken, dass es zur Gewohnheit wird, mit offenen Augen durch einen Einkaufsmarkt zu gehen und Ausschau nach krebshemmenden Lebensmitteln zu halten.

Sobald diese fünf Produkte Standard geworden sind, werden zusätzliche der genannten Lebensmittel mit auf den Speiseplan genommen. Kurkuma und die Zutaten für die Brokkolisuppe auf **Seite 60** sind eine perfekte Ergänzung. Auch diese Supernahrungsmittel hat man sehr schnell zum fixen Bestandteil gemacht.

Meine Ernährungsumstellung wurde von Beginn an komplett in einer wöchentlichen **Ernährungsliste** dokumentiert. Diese Aufstellung ist auf **Seite 100** abgebildet. Täglich werden in besagter Liste jene Lebensmittel markiert, die ich zu mir nehme. Am Ende der Woche wird die vollständige Tabelle in einer Mappe abgelegt – mein Beweis dafür, dass ich in den vergangenen Jahren grundlegende Veränderungen vorgenommen habe. Ich empfehle auch Dir diese Vorgehensweise. Wenn man nach einigen Monaten den Ordner durchblättert, sieht man erst, welche Menge an krebsvorbeugenden Lebensmitteln über die Zeit aufgenommen werden kann. Mit jedem Monat wächst das Gefühl, immer wieder etwas Gutes für seinen Körper getan und in die zukünftige Gesundheit investiert zu haben.

Alle auf einen Blick

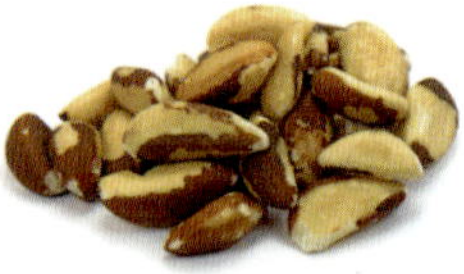

Paranüsse

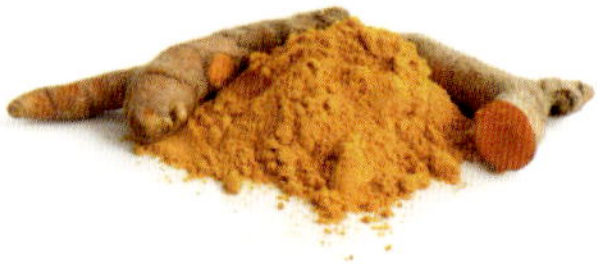

Kurkuma

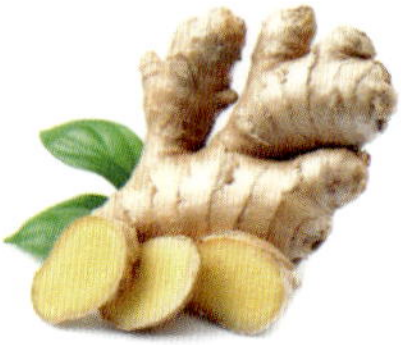

Ingwer

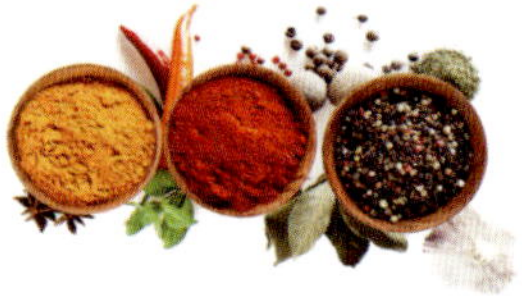

Gewürze

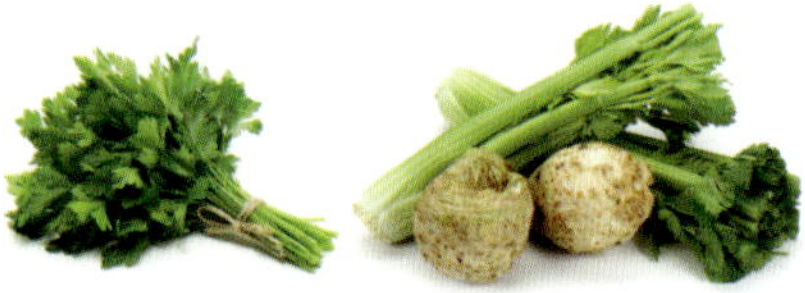

Petersilie und Sellerie

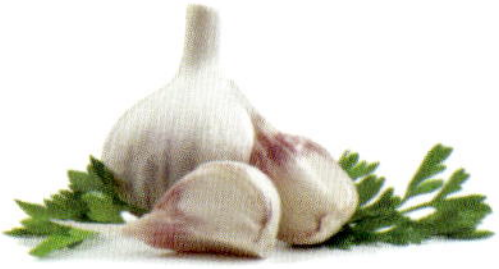

Knoblauch

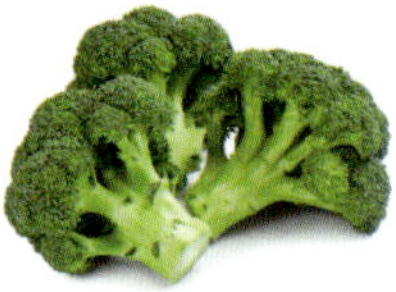

Brokkoli

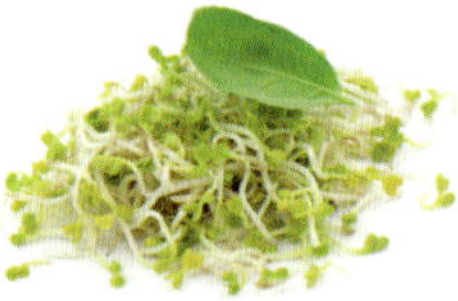

Brokkolisprossen

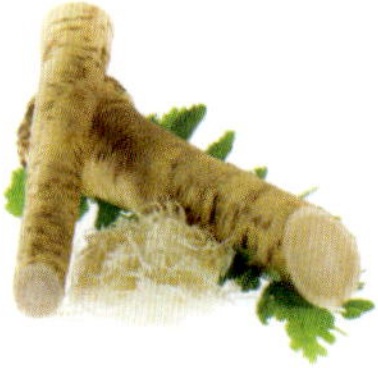

Meerrettich

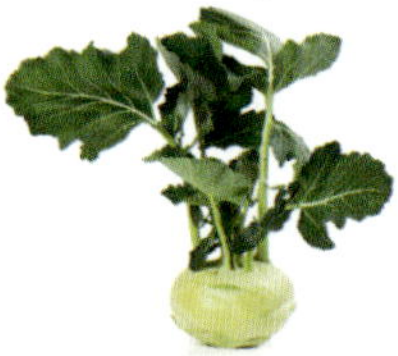

Kohlrabi

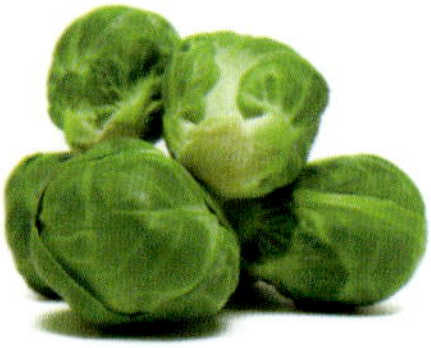

Rosenkohl

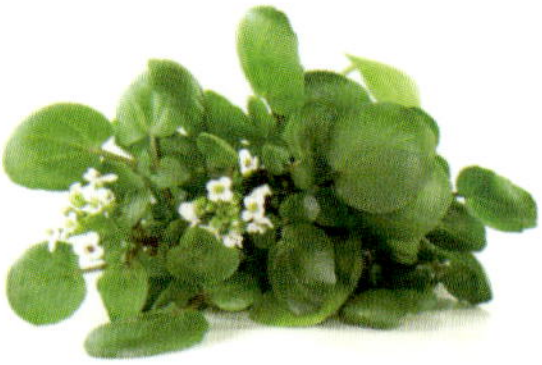

Brunnenkresse

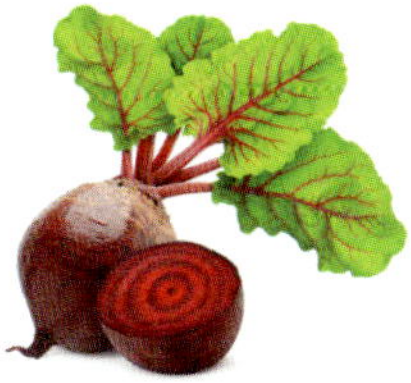

Rote Bete

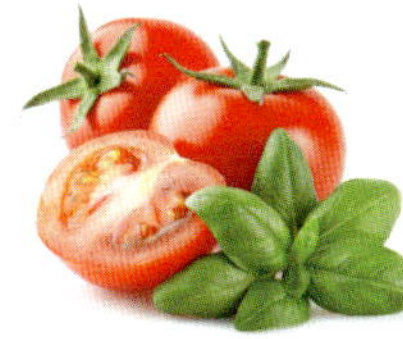

Tomaten

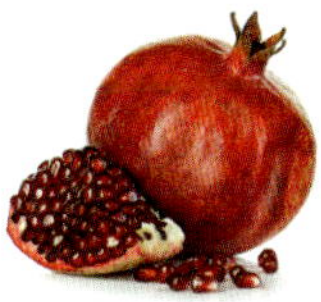

Granatapfel

Mango

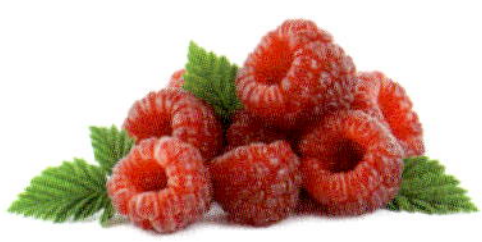

Himbeeren

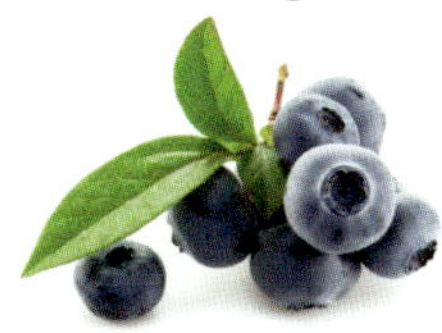

Heidelbeeren

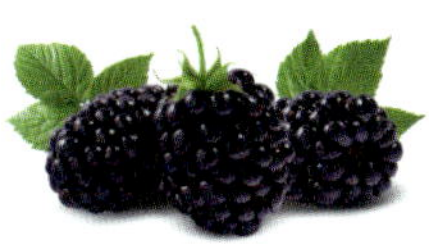

Brombeeren

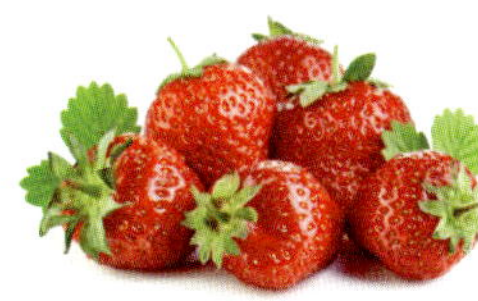

Erdbeeren

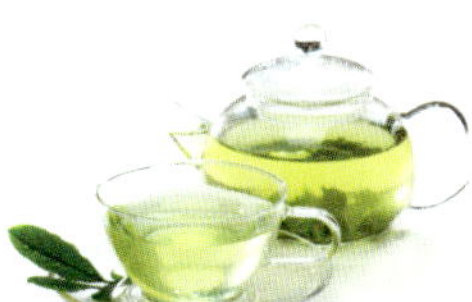

Grüner Tee

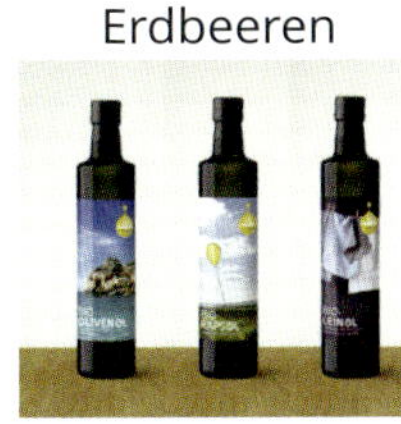

Oliven-, Raps- und Leinöl (Omega-9 und-3)

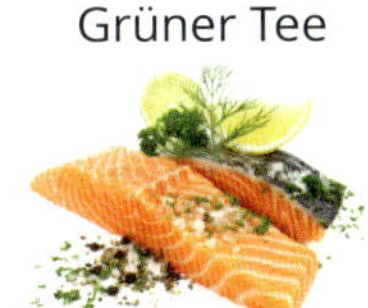

Fisch (Omega-3)

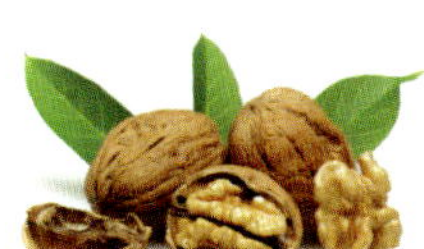

Nüsse (Omega-3)

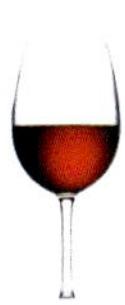

Rotwein

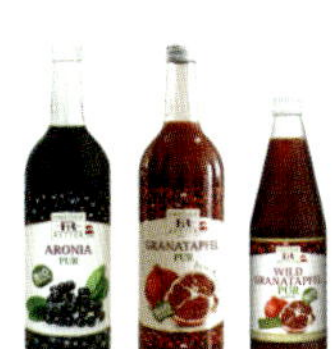

100 % Fruchtsäfte

Meine wöchentliche Ernährungsliste

Kalenderwoche:							
Produkt	Mo	Di	Mi	Do	Fr	Sa	So
Equinovo							
Vitamin D+K2							
Curcumin Phospholipid							
Kurkuma Plus							
Grüner Tee (Matcha)							
Ingwer oder Ingwertee							
Olivenöl							
Raps- oder Leinöl							
Brokkolisuppe							
Brokkolisprossen							
Kohlrabi, Herbstrüben							
Rosenkohl, Blumenkohl							
Brunnenkresse							
Meerrettich							
Knoblauch							
Heidelbeeren							
Himbeeren							
Brombeeren							
Erdbeeren							
Tomaten oder Tomatensaft							
Rote Bete Salat / Rote Bete Saft							
Granatapfel / Granatapfelsaft							
Dr. Jacob's Granatapfel-Elixier							
Heidelbeersaft							
Aroniasaft							
Mango / Mango-Kurkuma-Ingwer-Shot							
Fisch (Omega-3)							
Walnüsse (Omega-3)							
Paranüsse							
Petersilie oder Sellerie							
Verschiedene Gewürze							
Rotwein 1/8							
Crosstrainer 45 min							

Liste leer

Kalenderwoche: **14**							
Produkt	Mo	Di	Mi	Do	Fr	Sa	So
Equinovo	I		I		I		I
Vitamin D+K2	I	I	I	I	I	I	I
Curcumin Phospholipid		I		I		I	I
Kurkuma Plus	I		I		I		
Grüner Tee (Machta)	I		I		I		
Ingwer oder Ingwertee		I		I		I	I
Olivenöl	I		I		I		I
Raps- oder Leinöl		I		I		I	I
Brokkolisuppe			I	I			
Brokkolisprossen	I		I	I		I	I
Kohlrabi, Herbstrüben			I	I	I		
Rosenkohl, Blumenkohl						I	I
Brunnenkresse			I			I	
Meerrettich	I		I	I			
Knoblauch			I	I			I
Heidelbeeren	I		I		I		
Himbeeren		I		I			I
Brombeeren				I	I		
Erdbeeren	I		I				I
Tomaten oder Tomatensaft	I		I			I	
Rote Bete Salat / Rote Bete Saft		I		I			
Granatapfel / Granatapfelsaft	I	I		I		I	I
Dr. Jacob's Granatapfel-Elixier			I		I		
Heidelbeersaft	I		I		I	I	
Aroniasaft			I		I		I
Mango / Mango-Kurkuma-Ingwer-Shot		I			I		I
Fisch (Omega-3)	I						I
Walnüsse (Omega-3)	I		I		I	I	I
Paranüsse		I		I		I	
Petersilie oder Sellerie		I	I	I			
Verschiedene Gewürze		I		I	I		I
Rotwein 1/8						I	I
Crosstrainer 45 min	I		I		I		

Liste ausgefüllt

Was sollte ich vermeiden?

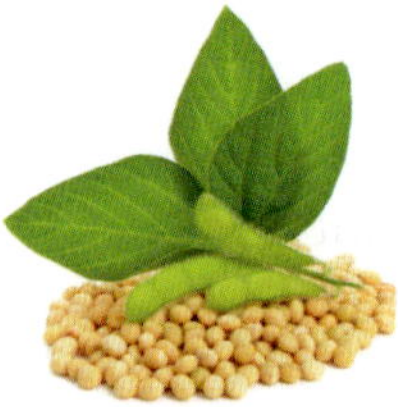

Hinweis zu Soja:

Zum Zeitpunkt der Veröffentlichung der 1. Auflage stand laut einiger Studien noch nicht eindeutig fest, ob Sojaprodukte das Rückfallrisiko bei Frauen erhöhen, die bereits an einem hormonabhängigen Brustkrebs erkrankt sind. Deshalb hatte ich empfohlen, vorsichtshalber auf Sojaprodukte zu verzichten und andere krebshemmende Nahrungsmittel zurückzugreifen.
Die Bedenken aufgrund einiger Ergebnisse aus Mäusestudien wurden mittlerweile durch große klinische Studien eindeutig widerlegt.

Somit können auch Sojaprodukte zur Prävention und zur Nachsorge bei Brust- und Prostatakrebs empfohlen werden. Sie enthalten krebshemmende Lignane bzw. Phytoöstrogene.

Grapefruit

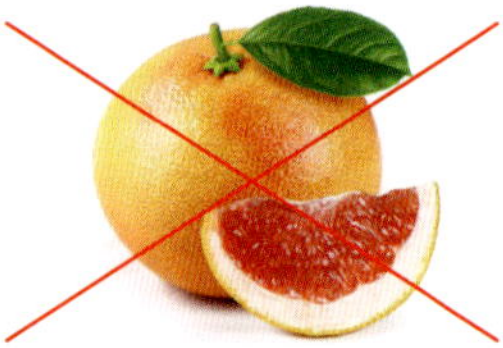

Die Grapefruit soll zwar laut vielen Berichten eine sehr gesunde Frucht sein, allerdings erhöht sie den weiblichen Östrogenspiegel, was zu einem **30 % höheren Brustkrebsrisiko** führen kann. **Frauen, die an einem hormonabhängigen Brustkrebs erkrankt sind, sollten daher die Zitrusfrucht vermeiden!**

!

Grapefruit enthält die Stoffe **Naringenin** und **Bergamottin.** Durch diese können eingenommene Medikamente eine unkontrollierte Konzentration im Blut erreichen, was in vielen Fällen zu schwerwiegenden Wechselwirkungen führt!

Zucker, Fleisch- und Milchprodukte

Landläufig werden Zucker und Kohlenhydrate als Hauptfaktoren bei der Entstehung von Krebserkrankungen vermutet und das ist aber **falsch.** Grundsätzlich weiß man, dass Zucker durch die enthaltene Glukose das Insulin erhöht und dadurch Krebs fördern kann. Laut den Ergebnissen der EPIC-Studie ist dies jedoch **nicht der größte Risikofaktor!** Hauptverantwortlich ist der Konsum von **tierischen Lebensmitteln**. Näher erläutert wird der Aspekt in Bezug auf die Insulin-Produktion in einer Studie, die von angesehenen Wissenschaftlern veröffentlicht wurde. So konnte der **Food-Insulin-Index** festgelegt werden.
Anschaulich wird der Zusammenhang auch am Beispiel des südamerikanischen Landes Uruguay: Der Fleischkonsum pro Einwohner ist dort enorm hoch, was sich wiederum in sehr hohen **Brustkrebs,- Prostatakrebs- und Darmkrebsraten** widerspiegelt.
Auch Milchprodukte ‚entpuppten' sich in den vergangenen Jahren weniger als wichtige Kalzium-Quellen, dafür aber eher als hormongeladene potenzielle Krebserreger. Dies zeigen Studien der Harvard University.
Grundsätzlich lässt sich weltweit feststellen:
Je höher der Fleisch- und Milchkonsum, desto höher die Krebsraten.

Fazit: Versuche einfach den Zuckerkonsum einzuschränken und so weit wie möglich auf Fleisch- und Milchprodukte zu verzichten.

! Warnhinweis: Bei der **Einnahme von Asthmamitteln** mit Theophyllin sollte unbedingt schwarzer Pfeffer vermieden werden, da das enthaltene Piperin starke Wechselwirkungen mit dem Medikament verursachen kann! Achte auch darauf, **keine tanninhaltigen Lebensmittel** zu konsumieren, wie z. B. Grüntee oder Himbeeren.

! Warnhinweis: Vermeide **Rotwein und Käse** bei einer Behandlung mit **Antidepressiva** (MAO-Hemmer). Diese Nahrungsmittel können in Verbindung mit dem Medikament lebensgefährliche Blutdruckkrisen und Hirnblutungen auslösen!

Zusätzliche Hinweise für Betroffene

Wenn Du von Krebs betroffen bist, gibt es im Umfeld oder in verschiedenen Netzwerken immer wieder Menschen, die Dir **die eine** Wunderpille oder ein Allheilmittel gegen Krebs verkaufen wollen. **Gehe nicht auf solche Angebote ein!** Es sind sehr viele Produkte im Umlauf, die nicht hinreichend geprüft sind. Alles, was man benötigt, ist im öffentlichen Handel oder in seriösen Onlineshops erhältlich. Kaufe nur Erzeugnisse von zertifizierten Herstellern. Das in diesem Buch vorgestellte Ernährungsprogramm ist eine hervorragende Unterstützung für die Standardtherapie der Schulmedizin. **Allerdings ist es kein Ersatz für eine Krebstherapie!** Schulmedizin und alternative Behandlungsmethoden müssen gleichermaßen effektiv genutzt werden. Nach Rücksprache mit behandelnden Ärzten und Onkologen sollte gemeinsam entschieden werden, welcher Weg für die Therapie gewählt wird. Es ist aber durchaus Dein Recht, Entscheidungen kritisch zu hinterfragen. Eine zweite Meinung für Therapievorschläge sollte immer in Erwägung gezogen werden. Helfe vor allem selber aktiv mit, die Krankheit in den Griff zu bekommen! Wenn zur Standardbehandlung krebshemmende Lebensmittel unterstützend wirken können, wird das Rückfallrisiko verringert und Du hast bessere Chancen auf eine vollständige und langfristige Genesung. Eigeninitiative in der Nachsorge ist unumgänglich. Ausreichende Ruhephasen mit genügend Schlaf, ein ausgeglichener Lebensstil und ein stressfreier Alltag spielen neben der Ernährungsumstellung beim Heilungsprozess eine wesentliche Rolle. Vermeide deswegen auch Nachtarbeit! Eine groß angelegte Studie des chinesischen Onkologen **Xuelei Ma** untersuchte weltweit 3,9 Millionen Frauen und über 115.000 Krebsfälle. **Das Ergebnis lautet wie folgt:** Frauen, die nachts arbeiten, erhöhen die Wahrscheinlichkeit, an Hautkrebs zu erkranken, um 42 %, das Brustkrebsrisiko steigt um 32 %, gefolgt von Magenkrebs mit 18 %. Im Durchschnitt erhöht sich das Risiko alle 5 Jahre um 3,3 %. Betroffen sind vor allem Frauen aus Europa und Nordamerika. Als Schlüsselfaktor wird dabei das Hormon **Melatonin** genannt, welches den Tag-Nacht-Rhythmus des menschlichen Körpers steuert.

Kritische Betrachtung alternativer Behandlungsmethoden

Ich habe mich in den Jahren nach meiner Diagnose umfassend mit alternativen Behandlungsmethoden auseinandergesetzt. Wenn man genauer betrachtet, mit welchen Mitteln hier teilweise im Marketing gearbeitet und wie die Angst der Krebspatienten gezielt genutzt wird, muss absolut vor bestimmten Methoden gewarnt werden! Setze niemals eine Standardtherapie ab oder lege Deine Gesundheit in die Hände eines Heilers, der für einige tausend Euro eine **Wunderwirkung** verspricht. Dadurch geht Zeit verloren und der Tumor hat vielleicht die Möglichkeit, Metastasen zu bilden und andere Organe anzugreifen. Seriöse Heilpraktiker werden mit Dir auch über die Grenzen von Naturheilkunde und alternativen Behandlungsmethoden sprechen. Grundsätzlich müssen Nahrungsergänzungsmittel in Bezug auf Krebs sehr kritisch betrachtet werden. Ein Beispiel sind hier **Beta-Carotin-Präparate,** die nachgewiesenermaßen das **Lungenkrebsrisiko bei Rauchern sogar verstärken!**

Folgende Nahrungsergänzungsmittel kann ich Dir jedoch zum jetzigen Zeitpunkt empfehlen:

- **Selen** in Form des Präparates Equinovo, um den Selenspiegel auf einem entsprechenden Niveau zu halten.

- **Vitamin D+K2**, um eine ausreichende Vitamin-D-Versorgung zu gewährleisten. Immer mehr Studien deuten darauf hin, dass Vitamin-D-Mangel ein Faktor bei der Entstehung von Krebs sein kann. So wie bei Selen sollte man diese Werte kennen bzw. ermitteln lassen, um auf einen eventuellen Mangel reagieren zu können.

- **Curcumin-Phospholipid,** denn diese Verbindung steigert die Bio-Verfügbarkeit von Curcumin.

Solltest Du einmal zweifeln

Immer wieder hört und liest man Kommentare, wie: *„Ich habe gesund gelebt und trotzdem eine Krebsdiagnose bekommen"*, oder *„Ich kenne jemanden, der hat gesund gelebt und ist an Krebs verstorben."* Die große Frage ist: **WIE** gesund haben diese Personen tatsächlich gelebt? Haben die Menschen, von denen hier jeweils gesprochen wird

- so wie es Krebsforscher mittlerweile empfehlen, 7 bis 10 krebshemmende Nährstoffe TÄGLICH in der effektivsten Kombination zu sich genommen?
- die wichtigsten Blutwerte regelmäßig ermitteln lassen, um eventuelle Mängel zu identifizieren und darauf reagieren zu können?
- sich mit dem Thema der krebshemmenden Nahrungsmittel auseinandergesetzt und die Zusammenhänge verstanden?
- regelmäßig Sport betrieben, um das Krebsrisiko weiter um 30 % zu senken?
- für ausreichend Schlaf gesorgt, damit sich der Körper vollständig regenerieren kann?
- tierische Lebensmittel so weit wie möglich vermieden?

Viele von uns erfüllen erfahrungsgemäß nur zwei bis drei der oben genannten Punkte. Erst dann, wenn Du jede dieser Fragen mit ***„JA"*** beantworten kannst, hast Du begonnen, aktiv Krebs vorzubeugen oder langfristig einen Rückfall zu verhindern. Krebspatienten gehen sehr unterschiedlich mit der Diagnose um, das wurde mir schon während meiner Nachsorge im Salzburger Brustzentrum bewusst. Es gibt eine Gruppe von Patienten, ich nenne sie die 1. Gruppe, die denkt: *„Ich mache die Chemo und bin in meinem Therapiezentrum in besten Händen, danach bin ich geheilt und lebe weiter, wie bisher."* Viele übersehen dabei, dass es für einen Onkologen unmöglich ist, für jeden Patienten die optimale Therapie anzubieten. Man kann in einem Krebszentrum nur jene Methoden anwenden, die sich für eine große Masse von Menschen in Studien als lebensverlängernd herausgestellt haben. OP und Chemotherapie sind keine Heilung, unter Umständen aber eine Möglichkeit, Zeit für eine Lebensumstellung zu gewinnen. Und dann gibt es eine 2. Gruppe, die sich fragt: *„Was könnte der Grund für meine Erkrankung gewesen sein? Ich will leben und möchte alles dafür tun, um gesund zu werden –* ***wirklich ALLES!*** *"*

Es ist klar, nicht jeder ist ‚selbst Schuld', dafür sind die Ursachen der verschiedenen Krebserkrankungen viel zu komplex. Ich möchte mit meinem Buchprojekt erreichen, dass die Kerzen, die man für verstorbene Krebspatienten anzünden muss, weniger werden und gesunde Menschen damit beginnen, unsere Ernährungsgewohnheiten zu hinterfragen. Krebsforscher fragen sich mittlerweile nicht mehr, warum mindestens 30 % der Weltbevölkerung an Krebs erkranken, sie fragen sich: Warum sind es nicht 100 %?

Die Antwort darauf ist: **Einige von uns tun intuitiv das Richtige.**

Ich habe mich gefragt: *„Warum gibt es Krebspatienten, die 35 Jahre nach der Diagnose noch leben?"* So begann ich Ende des Jahres 2011 mit der Recherche von zwei Ansätzen:

1. Wie schaffen es Krebspatienten, wieder ganz gesund zu werden?
2. Warum werden Menschen in bestimmten Regionen dieser Erde besonders alt?

Die Antworten darauf waren mir eigentlich schon 2011 nach ersten Gesprächen mit ‚Überlebenden' klar, ich habe sie nur in sieben Jahren der Recherche bestätigt bekommen.

Die größte Überlebenschance hast Du als Krebspatient, wenn
Du Deinen Lebensstil und
die Ernährungsgewohnheiten konsequent änderst.

Die größte Chance, im Laufe Deines Lebens nicht an Krebs zu erkranken, hast Du als ‚noch gesunder Mensch' wenn
Du Deinen Lebensstil und
die Ernährungsgewohnheiten konsequent änderst.

Lasse Dich niemals von Menschen verunsichern, die das Thema krebshemmende Nahrungsmittel kritisieren, aber keine bessere Lösung anbieten können! **Du bist auf dem bestmöglichen Weg.**

Nachwort

Spätestens jetzt ist Dir bewusst, dass Krebs eine Krankheit ist, die sich nicht mit einem einzigen Wundersaft heilen oder verhindern lässt. Viele der Mechanismen bei der Entstehung dieser komplexen und gefürchteten Krankheit sind teilweise noch unerforscht.

Allerdings gibt es eindeutige Hinweise für den Zusammenhang unserer Ernährungs- bzw. Lebensgewohnheiten und der Entwicklung von Krebs. Daten aus Studien und Versuchen haben in den letzten Jahrzehnten beeindruckende Ergebnisse ans Licht gebracht.

Viele unserer Lebensmittel enthalten einerseits Inhaltsstoffe, die in unserem Körper aktiv Entzündungen hemmen und gegen eine Krebserkrankung wirken. Weltweit führende Krebsforscher stellen dies in zahlreichen Publikationen laufend unter Beweis.

Andererseits überwiegen in unserer modernen Zeit industriell hergestellte Nahrungsmittel, in denen kaum krebsvorbeugende Nährstoffe vorhanden sind. Sie belasten unser Verdauungssystem unnötig und versorgen uns großteils nur mit Omega-6-Fettsäuren, wodurch unser Organismus aus dem Gleichgewicht gerät.

Ich muss ehrlich gestehen, dass erst eine Erkrankung mein Interesse für Anti-Krebs-Ernährung geweckt hat. Gesund zu leben bedeutete früher für mich beispielsweise Gemüse als Beilage zu servieren, denn *„Gemüse und Salat sollen ja ‚gesund' sein."*

Im Überfluss der täglichen Informationen zu unserer Gesundheit erfahren wir leider viel zu selten, welche Nährstoffe uns effektiv vor Krebs schützen.

Das Richtige zu tun ist schwer, wenn man nicht weiß, was richtig ist. Der Fokus der Medien sollte sich dahin gehend verändern, den Menschen die wichtige Bedeutung der Ernährung in Bezug auf Krebs zu erklären. Es geht auch mit Sicherheit nicht darum, sich ausschließlich von den in diesem Buch beschriebenen Produkten zu ernähren.
Auch ich esse ab und zu gerne Pizza, Nudel- und manchmal auch Fleischgerichte. Neben diesen werden aber seit mittlerweile sieben Jahren gezielt krebshemmende Lebensmittel in meinen Alltag eingebaut. Sie wirken nämlich wie eine natürliche Dauertherapie, die den Organismus gesund hält und vor einem Rückfall schützt.

Finde auch Du den Mittelweg. Entscheide Dich noch heute, Deine Ernährungsgewohnheiten zu ändern und konsequent beizubehalten!

„Du bist, was du isst", diesen Spruch kennt jeder. Die wenigsten wissen allerdings, mit welchen Nahrungsmitteln sie sich an diese Lebensregel halten können. Die wichtigsten sind hier in diesem Buch zusammengefasst. Das Beste, was Du nach derzeitigem Stand der Wissenschaft gegen eine Krebserkrankung tun kannst, ist es, diese Produkte regelmäßig zu Dir zu nehmen und mäßigen Sport zu betreiben. Das Wissen darüber, wie wir krebshemmende Lebensmittel effektiv für unsere Gesundheit einsetzen können, wird in Zukunft für jeden Einzelnen somit über ein langes gesundes Leben entscheiden. Es liegt an uns, dieses Wissen weiterzugeben und auch gesunden Menschen die Augen zu öffnen, bevor eine Krebsdiagnose sie vor vollendete Tatsachen stellt. Deshalb würde ich mich sehr freuen, wenn Du dieses Buch auch Freunden und Bekannten weiterempfiehlst.

Dir wünsche ich von ganzem Herzen, dass Du gesund bleibst bzw. wieder gesund wirst, bei Deinen zukünftigen Einkäufen an mich denkst und Dich auf jene Nahrungsmittel konzentrierst, die Dein Körper **unbedingt** benötigt.

Deine Claudia

Begriffe in diesem Buch – einfach erklärt

Zoladex: Ein Medikament, das vor allem bei der Nachbehandlung von Brustkrebs eingesetzt wird und die Bildung des weiblichen Sexualhormons Östradiol in den Eierstöcken verhindert.

Tamoxifen: Ein Medikament, das auch bei Brustkrebs zum Einsatz kommt und die Bindung von Östrogen an den Hormonrezeptor der Krebszelle blockiert.

Herceptin: Ein Medikament, das bei einer fortgeschrittenen Brustkrebserkrankung eingesetzt wird.

Aspirin: Ein Medikament, das Acetylsalicylsäure enthält.

Ibuprofen: Ein Antirheumatikum.

Fanconi-Anämie: Der Körper ist bei dieser Krankheit nicht in der Lage, DNA-Schäden zu reparieren.

Transkriptionsfaktoren: DNA-bindende Proteine, die auf Gene einwirken.

DNA: Biomolekül und Träger der Erbinformation (DNS=Deutsche Schreibweise).

PSA: Prostata spezifisches Antigen.

NK-Zellen: Natürliche Killerzellen, die in der Lage sind, Tumorzellen und virusinfizierte Zellen zu erkennen und abzutöten.

Apoptose: Programmierter Zelltod.

Angiogenese: Entwicklung von Blutgefäßen, die den Tumor mit Nährstoffen und Sauerstoff versorgen.

p53: Tumorunterdrückendes Protein.

HIF: Hypoxie-induzierter Faktor, der die Zelle mit Sauerstoff versorgt.

Aflatoxine: Natürlich vorkommende Pilzgifte.

Nitrosamine: Chemische Verbindungen, die krebserregend wirken.

Amine: Organische Verbindungen.

Naringenin und **Bergamottin:** Inhaltsstoffe der Grapefruit, die Medikamente stark beeinflussen können.

Selen: Ein essenzielles Spurenelement.

Curcumin: Ein orange-gelber Farbstoff in Kurkuma.

Gingerol: Ein Inhaltsstoff im Ingwer, der für Geschmack und Schärfe des Ingwers verantwortlich ist.

Shogaol: Ein weiterer krebshemmender Inhaltsstoff von Ingwer.

Terpene: Chemische Verbindungen, die als sekundäre Inhaltsstoffe in Organismen vorkommen.

Ursolsäure: Ein Anti-Krebs-Molekül in Gewürzen bzw. Lippenblütlern.

Apigenin: Hellgelber Pflanzenfarbstoff, der vor allem in Sellerie und Petersilie vorkommt.

Alliin: Inhaltsstoff im Knoblauch, der sich mit Enzymen zu Allicin abbaut.

Diallyldisulfid: Gelbe Flüssigkeit, die beim Anschneiden von Knoblauch freigesetzt wird und für den typischen Geruch verantwortlich ist.

Sulforaphan: Ein Senföl, das vor allem in Brokkoli, Brokkolisprossen und Kreuzblütlergewächsen vorkommt.

Senfölglycoside oder Glucosinolate: Schwefel- und stickstoffhaltige Verbindungen, die vielen Gemüsesorten den etwas bitteren Geschmack verleihen.

Flavonoide: Sekundäre Pflanzenstoffe bzw. Blütenfarbstoffe.

Antioxidans: Chemische Verbindung, welche die Oxidation anderer Stoffe verhindern kann.

Sinigrin: Senfölglycosid, das im schwarzen Senf und in vielen Kreuzblütlergewächsen (Kohlsorten) vorkommt.

Phenethylisothiocyanat (PEITC): Senföl, das vor allem in Brunnenkresse und in Kreuzblütlergewächsen zu finden ist.

Betanin: Roter Farbstoff in der Roten Bete.

Oxalsäure: Inhaltsstoff der Roten Bete.

Betain (Trimethylglycin): Stimmungsaufhellender Inhaltsstoff der Roten Bete.

Lycopin: Ein sehr starkes Antioxidans, das in Tomaten vorkommt.

Carotinoide: Natürlich vorkommende fettlösliche Pigmente.

Polyphenol: Aromatische Verbindung bzw. sekundärer Pflanzenstoff.

Ellagsäure: Ein Polyphenol.

Phytoöstrogene: Sekundäre Pflanzenstoffe, die der Struktur von Östrogenen ähnlich sind.

Indol-3-Carbinol (I3C): Senfölglycosid bzw. pflanzliches Wachstumshormon, das vor allem in Kohlsorten vorkommt.

Piperin: Inhaltsstoff im schwarzen Pfeffer, der die Wirkung von Curcumin um ein Vielfaches verstärkt.

Quercetin: Ein gelber Naturfarbstoff aus der Gruppe der Polyphenole.

Kämpferol: Ein natürliches Flavonoid bzw. Phythoöstrogen.

Salicylsäure: Ein Pflanzenhormon.

Folsäure: Ein Vitamin aus dem B-Komplex (B9).

Arginin: Eine Aminosäure, die unter anderem in Walnüssen vorkommt.

Alpha-Linolensäure: Die einzige Omega-3-Fettsäure pflanzlicher Herkunft.

Catechine: Sekundäre Pflanzenstoffe.

Epigallocatechin-3-gallat (EGCG): Krebshemmendes Catechin im grünen Tee.

Phytoalexine: Chemische Verbindungen, die von Pflanzen produziert werden, um Infektionen zu hemmen.

Resveratrol: Ein Polyphenol, das in roten Weintrauben und in Rotwein vorkommt.

4. Rezeptideen und gesunde Snacks aus meiner Küche

Hauptspeisen

Kohlrabisauce

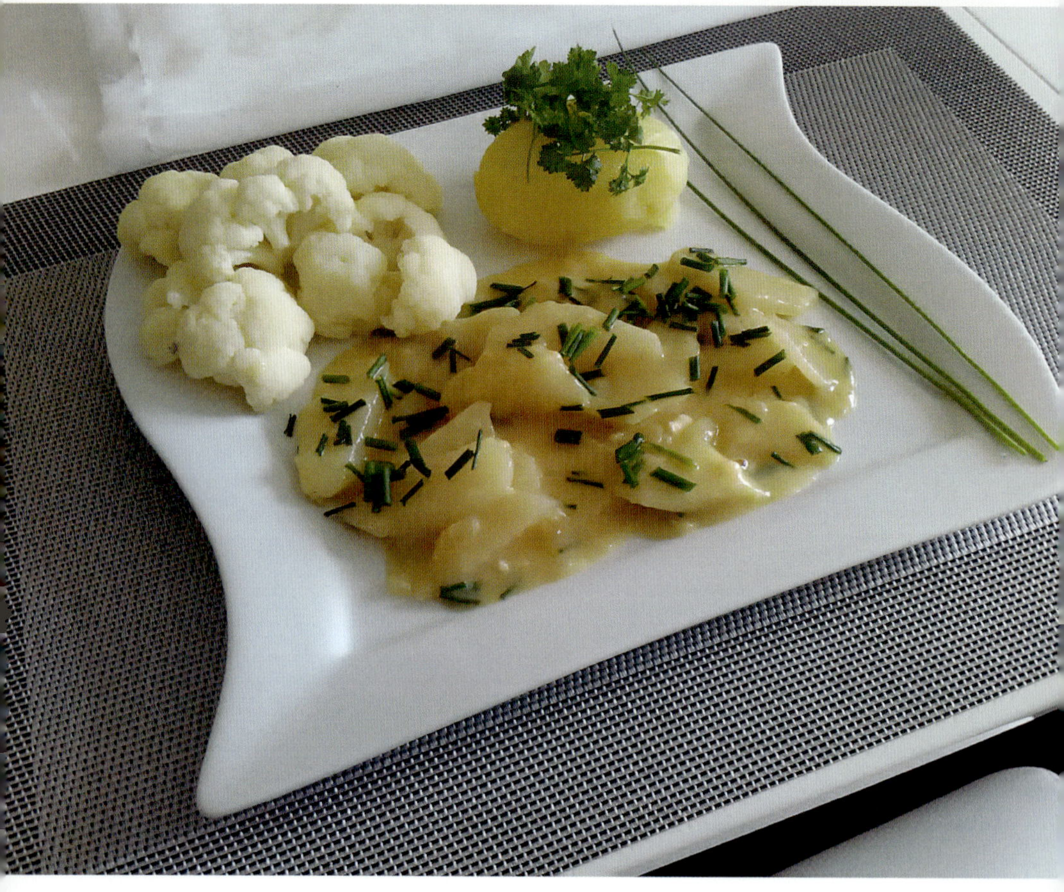

Zutaten für 4 Personen:

- 2 Stück Kohlrabi
- 500 ml Gemüsebrühe
- 1 Zwiebel
- 1 Zehe Knoblauch
- 4 EL Rapsöl
- 2 EL Weizenmehl 480 glatt
- Meersalz
- Pfeffer
- Schnittlauch
- Petersilie

Zubereitung:

Geschälte Kohlrabi in Stifte schneiden. In einer Pfanne eine gehackte Zwiebel mit Rapsöl glasig anschwitzen. Anschließend mit Mehl bestäuben, gut verrühren und kurz anrösten. Mit Gemüsebrühe ablöschen und aufkochen lassen.

Danach die Kohlrabi-Stifte dazugeben und zugedeckt ca. 15 Minuten auf kleiner Flamme weiterköcheln lassen. Ab und zu umrühren.

Zum Schluss mit Meersalz und Pfeffer würzen, mit Knoblauch, Schnittlauch und Petersilie verfeinern.

Mein Tipp: Die Sauce schmeckt als Hauptspeise mit Kartoffeln und Blumenkohl köstlich.

Gemüsebrühe

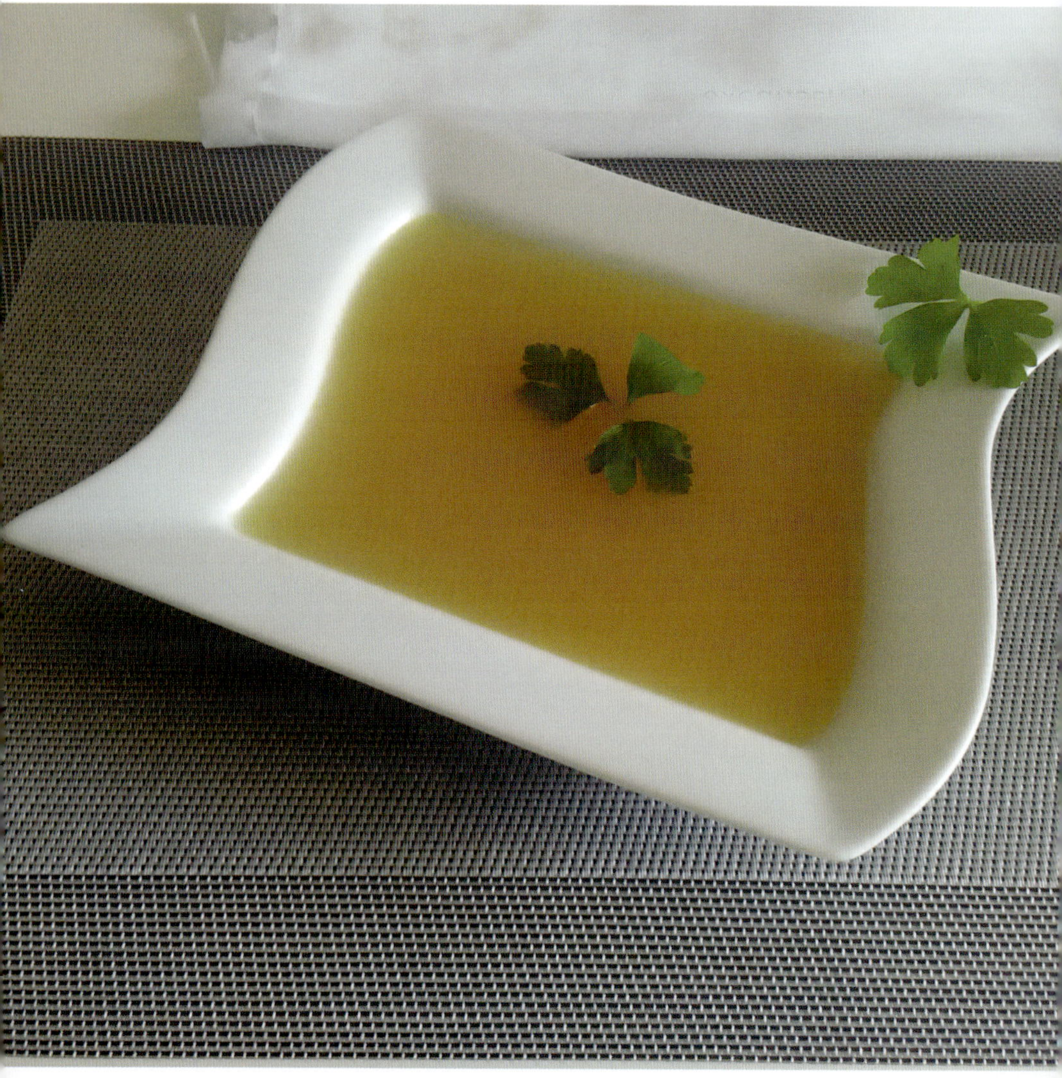

Zutaten für ca. 700 ml:

- 2 große Karotten
- 1 große Zwiebel
- 200 g Sellerie
- 1 Stange Lauch
- 1 Pastinake
- 2 Zehen Knoblauch
- 2 EL Olivenöl
- Jeweils ein Bund Petersilie, Schnittlauch und Liebstöckel
- 1 Zweig Thymian
- 1 TL Pfefferkörner
- 1 TL Pimentkörner
- 1½ TL Meersalz

Zubereitung:

Das Gemüse waschen, schälen, in grobe Würfel schneiden und kurz in einem Topf mit heißem Öl anbraten. Danach mit 2 Liter Wasser aufgießen.

Alle weiteren Zutaten dazugeben, einmal kurz aufkochen lassen, die Hitze reduzieren und zugedeckt mindestens 3 Stunden köcheln lassen. Anschließend die Brühe durch ein feines Sieb passieren, pfeffern und nach Bedarf nachsalzen.

Mein Tipp: Wenn man die Gemüsebrühe in verschließbare Gläser füllt und im Kühlschrank aufbewahrt, ist sie mindestens eine Woche haltbar. Tiefgefroren hält die Brühe einige Monate.

Natürlicher Ersatz für Suppenwürfel

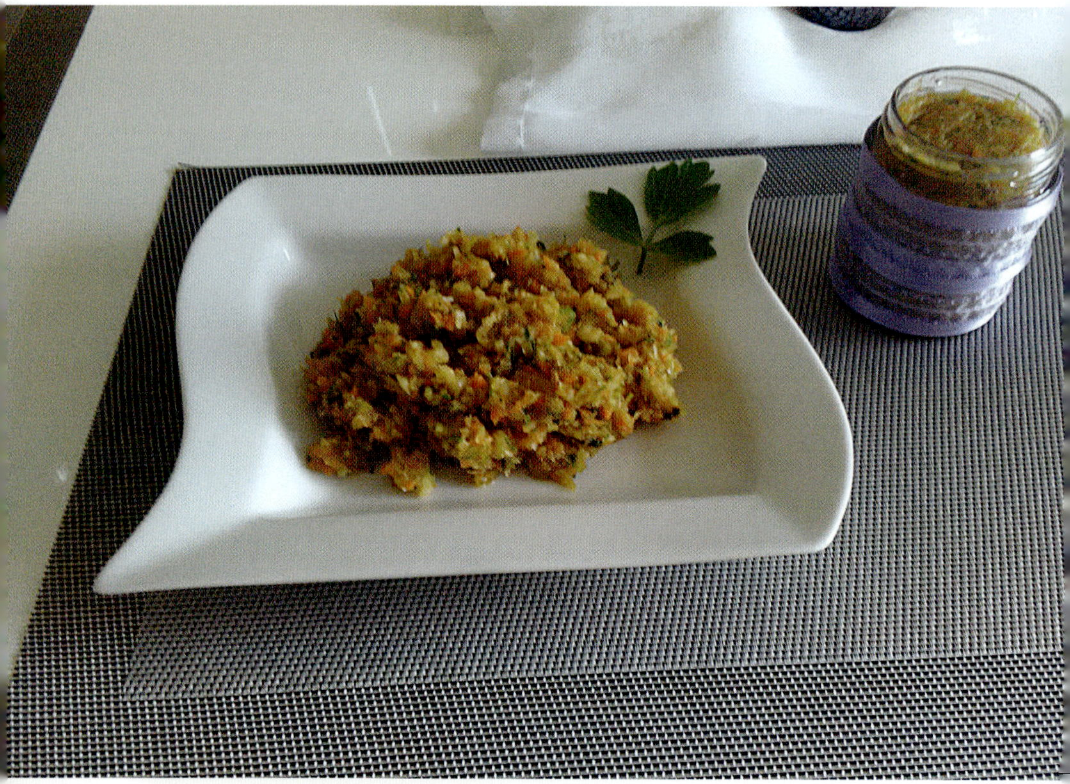

Zutaten für 4 kleine Gläser:

- ½ Sellerie
- 1 Pastinake
- 1 Stange Lauch
- 2 Karotten
- 1 große Zwiebel
- 3 Zehen Knoblauch
- Jeweils ein Bund Petersilie, Schnittlauch und Liebstöckel
- 1 Kästchen Gartenkresse
- 100 g–120 g Meersalz

Zubereitung:

Das Gemüse waschen, schälen, scheiden und in eine Schüssel geben. Eine Zwiebel würfeln, Kräuter und Knoblauch hacken und gemeinsam mit der Kresse dem Gemüse hinzufügen.

Anschließend wird die gesamte Gemüsemischung gewogen. Pro 100 g Gemüse gibt man 12 g Meersalz hinzu. Danach alles mit dem Salz gut vermischen. Damit die Masse Wasser absorbieren kann, 20 Minuten rasten lassen und dann mit dem Mixstab pürieren.

Die fertige Gemüsepaste in verschließbare Gläser füllen und im Kühlschrank lagern.

Geschlossene Gläser halten mindestens 6 Monate, geöffnete Gläser 2 bis 3 Monate.

Mein Tipp: Bei der Dosierung für Suppen und Saucen sollte man sich langsam an die ideale Menge herantasten. Für 500 ml Suppe verwende ich z. B. **4 gehäufte Teelöffel**.

Indischer Reisteller

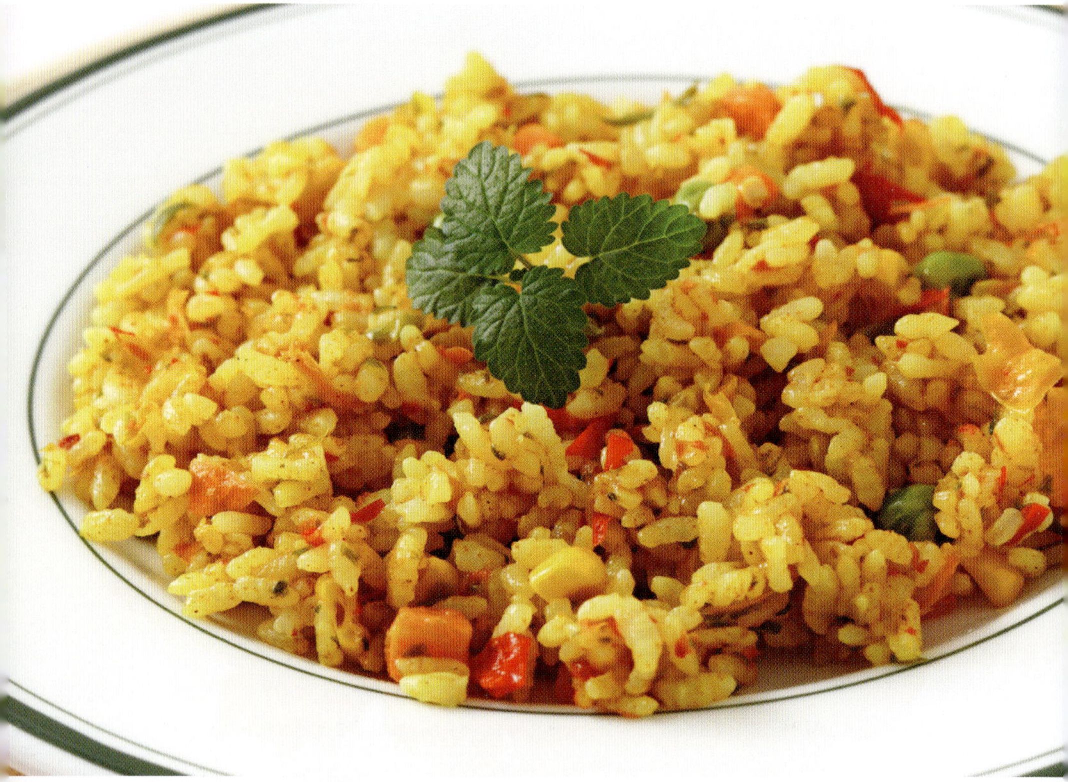

Zutaten:

- Basmatireis für 4 Personen nach Bedarf
- 1 Zwiebel
- 1 rote Paprika
- 10 g Ingwer (gerieben)
- 2 Zehen Knoblauch
- 100 g Cashewkerne
- 2 EL Olivenöl
- 1 kleine Chilischote (oder Chilipaste)
- Saft aus einer Limette

- 1 Messerspitze Kurkuma Plus
- 1 Messerspitze Cheyennepfeffer
- 1 Dose Kokosmilch (400 ml)
- Prise Meersalz
- Leinöl
- Schnittlauch

Zubereitung:

Die Knoblauchzehen mit einem Messer zerdrücken und 10 Minuten rasten lassen. In der Zwischenzeit die Zwiebel fein hacken und die Paprika würfeln, dann mit 2 EL Olivenöl in einer Pfanne leicht anrösten. Die Cashewkerne dazugeben und kurz mitrösten. Kokosmilch einrühren und danach Chili, Ingwer, Kurkuma, Cheyennepfeffer, Limettensaft und den vorbereiteten Knoblauch hinzufügen.

Basmatireis nach Angaben des Herstellers kochen und etwas salzen. Nach Belieben kann man ihn auch mit etwas Leinöl und Schnittlauch verfeinern.
Den Reis mit der abgeschmeckten Sauce servieren.

Mein Tipp:

Beim Schneiden einer Zwiebel kommt es meistens zum bekannten Tränenfluss. Die reizende Wirkung kann stark reduziert werden, wenn man die Zwiebel schält und vor dem Schneiden ca. 20 Sekunden unter kaltes fließendes Wasser hält.

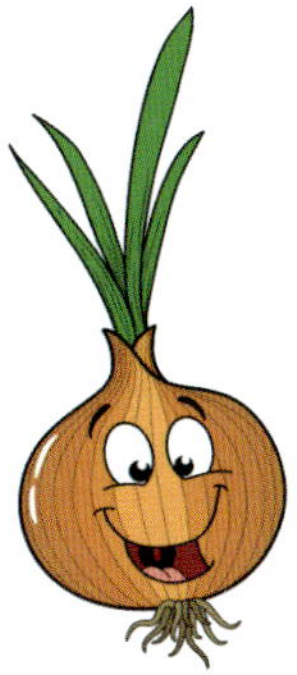

Spaghetti mit selbstgemachter Tomatensauce

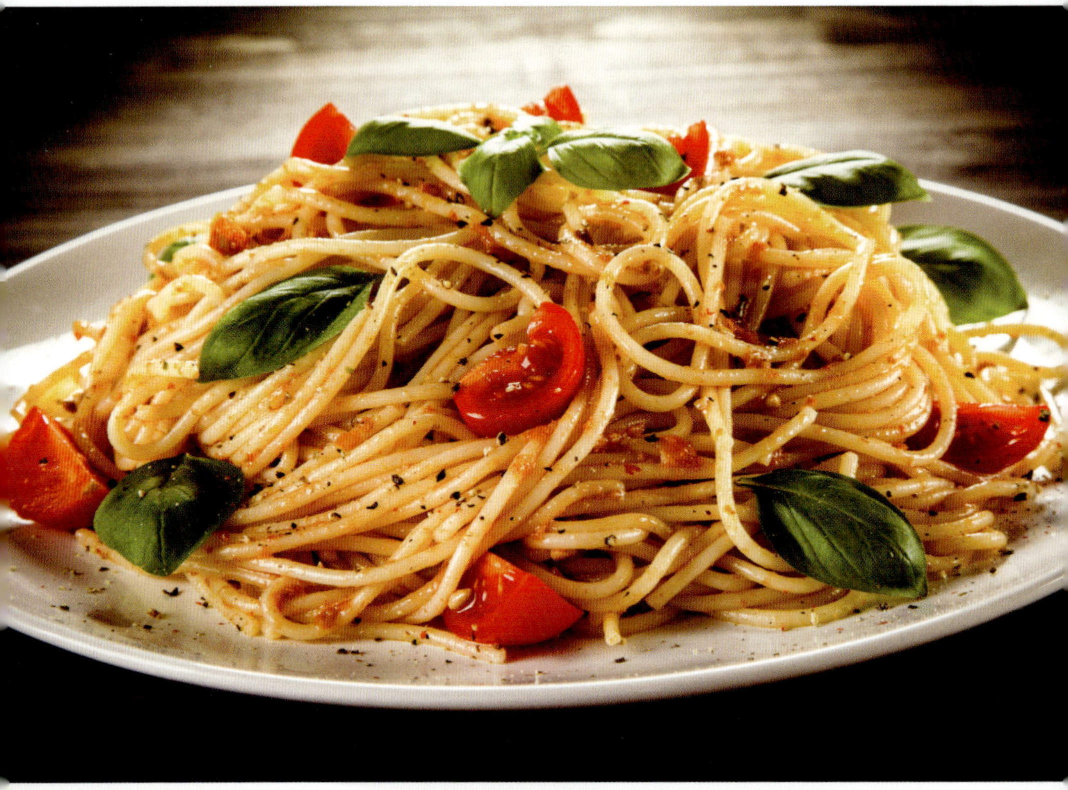

Zutaten:

- Spaghetti nach Bedarf für 4 Personen
- 1 Dose oder 1,5 kg sonnengereifte Tomaten
- Cocktailtomaten
- 1 große Zwiebel (fein würfeln)
- 1 Stück Lauch (ca. 10 cm)
- 3 Zehen Knoblauch
- 1 rote Paprika

- 4 EL Olivenöl
- 1 EL Tomatenmark
- 1 kleine Chilischote (oder Chilipaste)
- 100 g Parmesan (gerieben)
- Basilikum (frische Blätter)
- Oregano, Thymian, Rosmarin (frisch oder 1 EL von einer getrockneten Kräutermischung)
- Prise Meersalz
- Pfeffer

Zubereitung:

In einer Pfanne Olivenöl erhitzen und darin Zwiebel, Lauch und Paprika glasig anschwitzen. Einen EL Tomatenmark hinzugeben, kurz anrösten und dann die gehackten Tomaten (oder Dosentomaten) zufügen. Frische Tomaten mindestens eine Stunde auf kleiner Flamme, Dosentomaten nur 10–15 Minuten köcheln lassen. Hin und wieder umrühren. Chili und Kräuter dazugeben. In der Zwischenzeit die Knoblauchzehen mit einem Messer zerdrücken und 10 Minuten rasten lassen.
Die Spaghetti in kochendem Salzwasser nach Packungsanleitung al dente kochen, danach in ein großes Sieb gießen, das Wasser abtropfen lassen und die Spaghetti mit etwas Olivenöl vermengen. Anschließend die Sauce mit Salz und Pfeffer würzen. Den vorbereiteten Knoblauch fein gehackt oder gepresst dazugeben.
Nudeln und Sauce vermengen und das Gericht mit frischen Cocktailtomaten, Parmesan und Basilikumblättern garnieren.

Wildlachsfilet mit bunter Gemüsepfanne

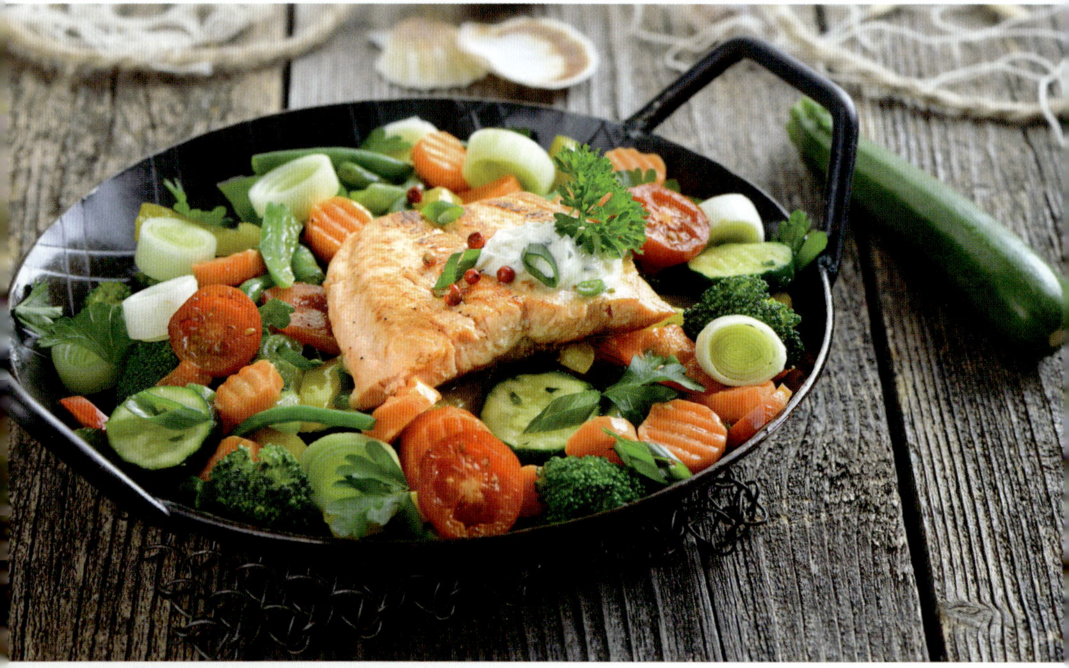

Zutaten:

- 4 Stück frisches Wildlachsfilet
- Rote, gelbe und grüne Paprika
- 1 Zwiebel (gehackt)
- 3 Zehen Knoblauch
- 1 Stück Lauch (ca. 10 cm)
- 200 g Brokkoliröschen
- 6 Cocktailtomaten
- 1 Zucchini
- 1 Karotte
- 2 Zitronen

- Frische Kräuter (Petersilie, Rosmarinzweig, Thymian)
- Olivenöl
- Meersalz
- Pfeffer
- Butter

Zubereitung:

Die Knoblauchzehen mit einem Messer zerdrücken und 10 Minuten rasten lassen. Die gehackte Zwiebel in einer Pfanne mit etwas Olivenöl glasig anschwitzen, danach das vorbereitete Gemüse dazugeben und bissfest dünsten. Mit Meersalz, Pfeffer und Knoblauch abschmecken und mit frischer Petersilie garnieren. Lachsfilets trocken tupfen und von möglichen Gräten befreien. Die Hautseite mehrmals leicht einritzen. Eine beschichtete Pfanne auf mittlere Temperatur erhitzen und etwas Olivenöl hinzufügen. Die Filets mit der Hautseite nach oben in die Pfanne einlegen und braten, bis die Unterseite am Rand leicht anbräunt. Dann auf die Hautseite wenden, salzen und die Zitronenhälften, den Rosmarinzweig, Thymian und den zerdrückten Knoblauch dazugeben. Sobald die Lachsstücke an den Seiten gar aussehen, etwas Butter in die Pfanne geben und leicht aufschäumen. Auf der Hautseite lassen, bis der Lachs fertig gebraten ist, dabei wird er immer wieder mit der geschmolzenen Butter übergossen. Zum Schluss werden die Filets noch mit etwas Saft aus den Zitronenhälften beträufelt. Nach Belieben die Lachsfilets mit der krossen Hautseite nach unten oder nach oben (hierbei bleibt die Haut kross) auf dem vorbereiteten Gemüse servieren.

Veggie-Burger

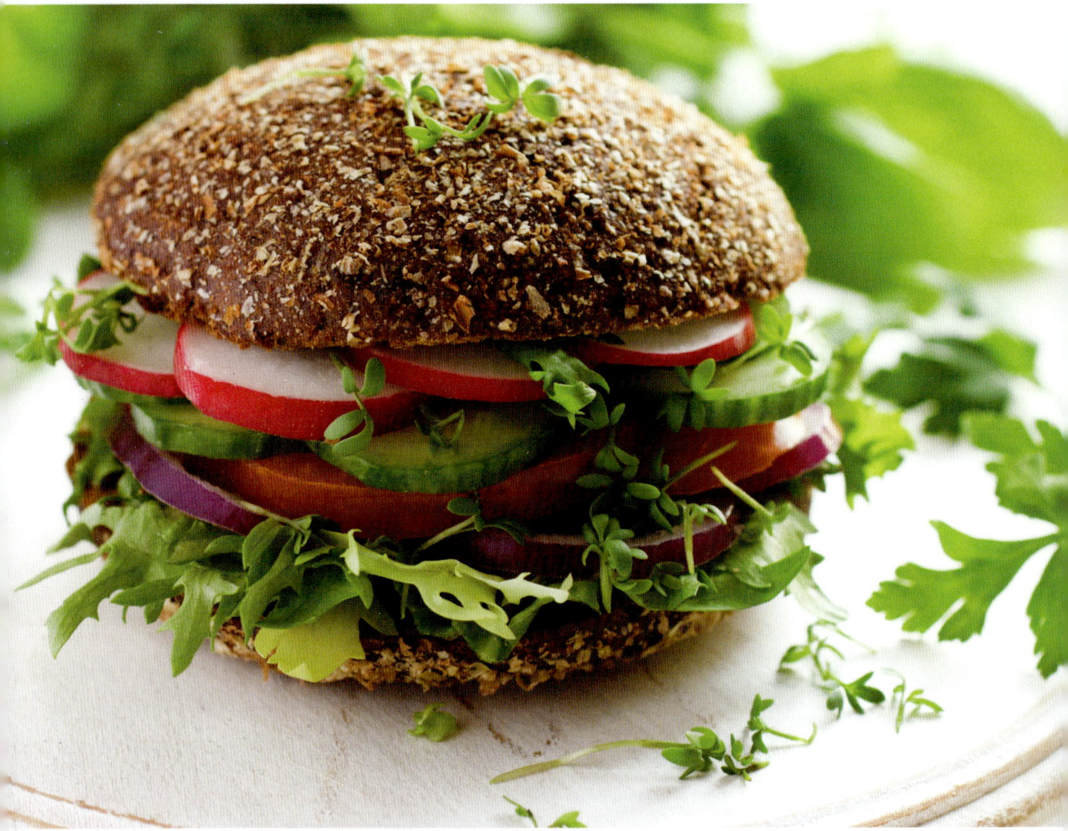

Backrezept für 10 Stück Burger:

Vorteig (Dampfl):

- 350 g Weizenvollkornmehl
- 160 ml Wasser (lauwarm)
- ½ Würfel Hefe
- 100 ml Buttermilch
- 1 TL Honig

Teig:

- 15 g Honig
- 250 g Weizenmehl Type 480
- 10 g Meersalz (mit Mehl vermischen
- 25 g Sesamkörner
- 150 ml Buttermilch
- 1 EL weiche Butter

1. Burgerbrot backen

Die Hefe in lauwarmen Wasser auflösen, Buttermilch dazugeben und mit Mehl verrühren, zudecken und 60 Minuten stehen lassen. Danach den Vorteig mit den restlichen Zutaten, außer der Butter, mit der Küchenmaschine auf niedriger Stufe ca. 4 Minuten kneten. Die Butter dazugeben und ca. 1/2 Minute weiterkneten. Den Teig kurz rasten lassen, in 10 gleichgroße Stücke teilen und in den Handflächen rund formen. Die Teiglinge auf das Backpapier legen und zugedeckt ca. 10 Minuten ruhen lassen. Danach in eine kleine Schüssel Sesamkörner oder Haferflocken geben, die Teiglinge mit Wasser bestreichen und mit der oberen Seite eintauchen. Nun die Burger wieder zugedeckt ca. 50 Minuten weitergaren lassen. Das Backrohr auf 210 °C Umluft vorheizen und die Burger ca. 17 Minuten backen.

2. Burgersauce

- 125 g Soja-Joghurt natur
- 1 Zwiebel (fein gehackt)
- 2 Zehen Knoblauch
- 1 Paprika rot (gewürfelt)
- 2 Gewürzgurken (fein gehackt)
- Frische Kräuter (Dill, Schnittlauch, Petersilie)
- Prise Meersalz u. Pfeffer

3. Burger zubereiten

Nach ca. 30 Minuten Auskühlzeit die Burger nach Belieben, z. B. mit Rucolasalat, Radieschen, Tomaten, Zwiebelringen, Gurken und Gartenkresse, zubereiten.

Salate

Selbstgemachtes Knoblauchdressing

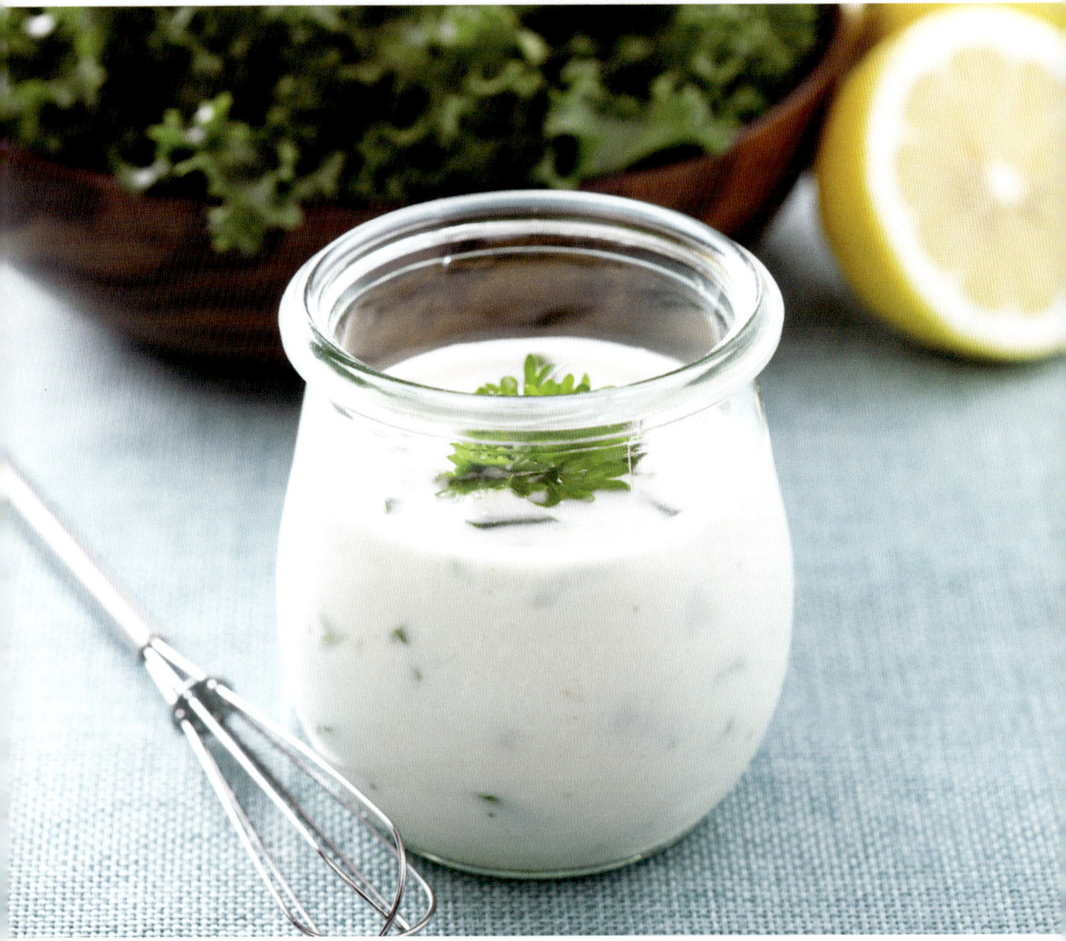

Für Salate verwende ich gerne mein selbstgemachtes Knoblauchdressing.

Zutaten (Salat für 4 Personen):

- 1 Becher 250 g Soja-Joghurt (natur)
- Frische verschiedene Kräuter je nach Geschmack (Petersilie, Schnittlauch, Dill etc.) gehackt
- 1 EL Senf
- 2 EL Olivenöl
- 1 Schuss Essig
- 2 Zehen Knoblauch
- 1 kleine Zwiebel
- Saft aus ½ Limette
- 1 Prise Meersalz
- Pfeffer

Zubereitung:

Den Knoblauch mit einem Messer zerdrücken und 10 Minuten rasten lassen. In der Zwischenzeit die Zwiebel schälen, sehr fein hacken und zusammen mit dem Soja-Joghurt in einer Schüssel verrühren. Olivenöl, Essig, Knoblauch, Meersalz, Pfeffer und Limettensaft dazugeben und mit frisch gehackten Kräutern verfeinern.

Granatapfel-Salat

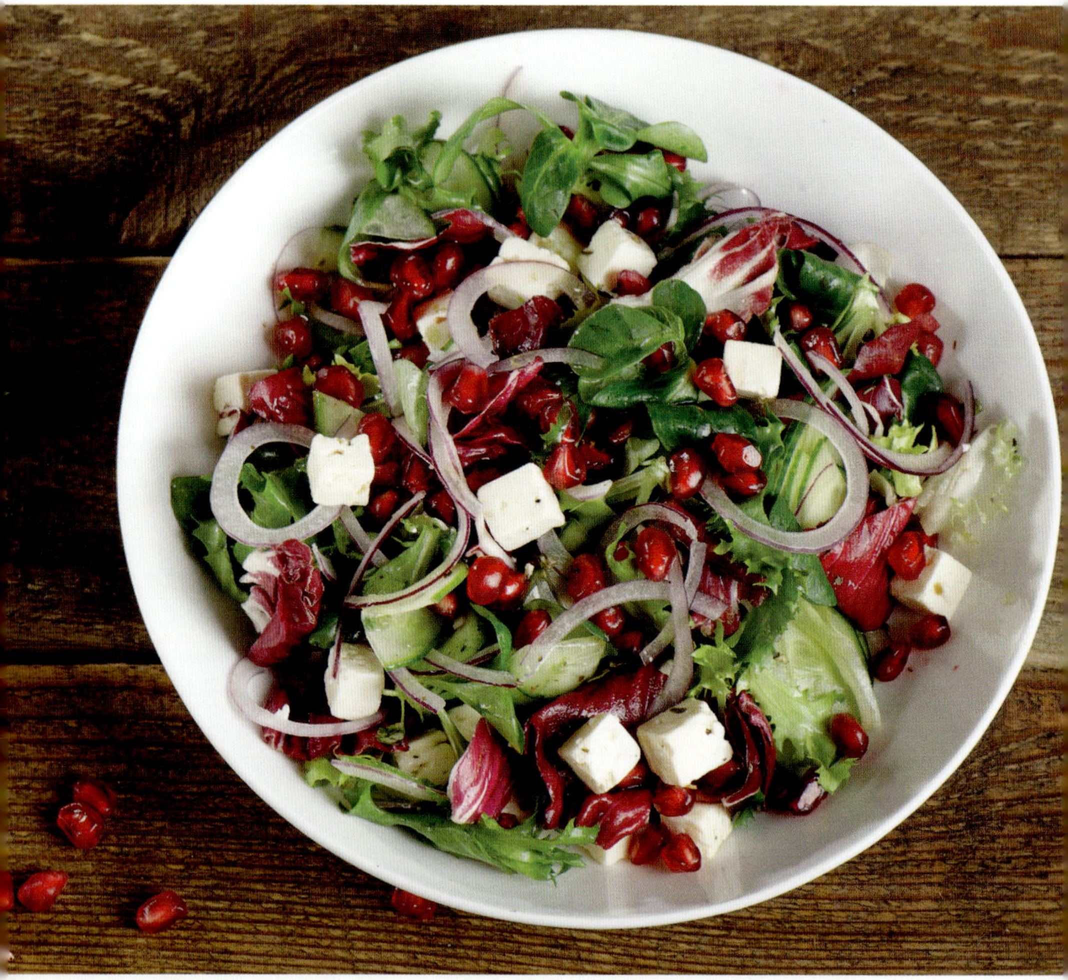

Nach Bedarf Blattsalat, Feldsalat (österr. Vogerlsalat) und Gurkenscheiben vorbereiten, dann die Zwiebel in Ringe schneiden und den Mozzarella würfeln. Einen Granatapfel entkernen und die Kerne mit dem Salat vermischen. Zum Schluss mit dem Knoblauch-Dressing von Seite 129 anrichten.

Rote-Bete-Salat

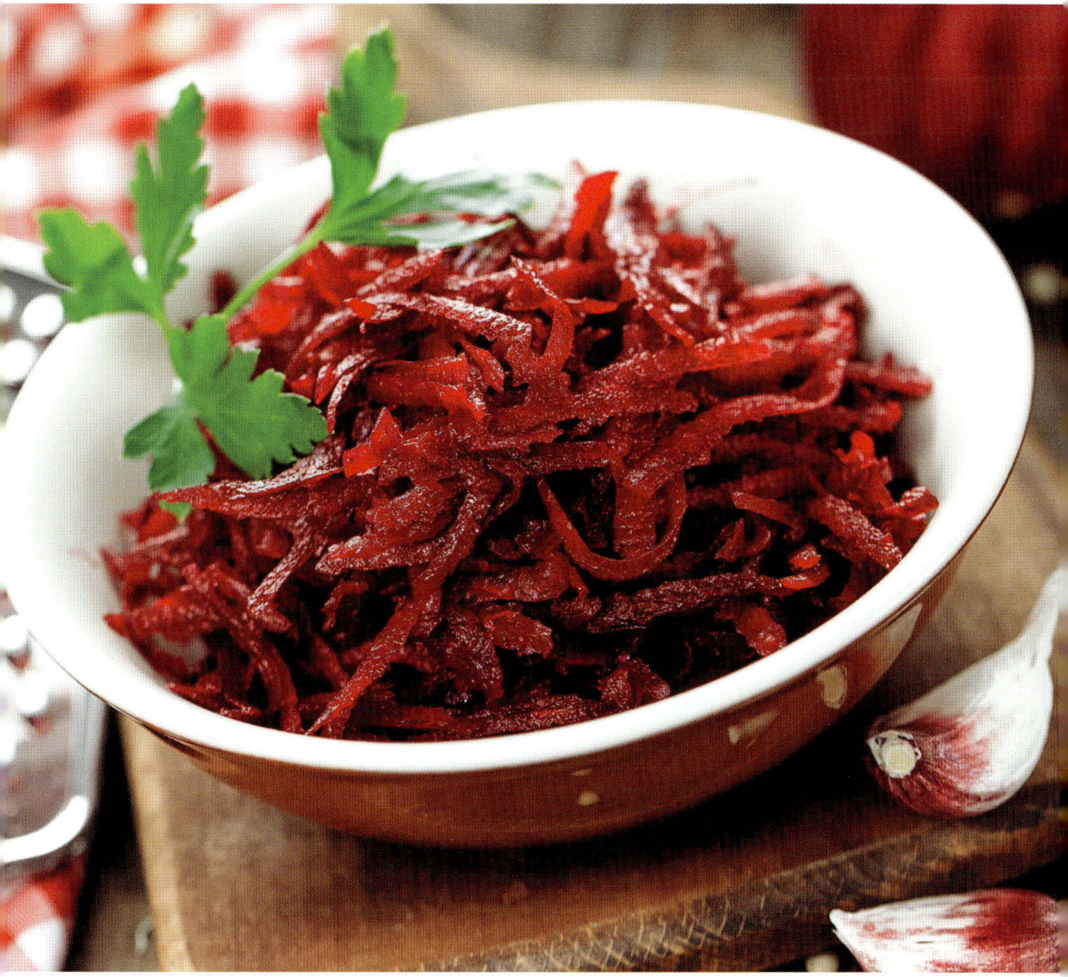

Nach Bedarf 2–4 Stück Rote Bete schälen, waschen und mit einem Reibeisen fein hobeln. Dann mit dem Knoblauchdressing von Seite 129 anrichten.

Rote-Bete-Carpaccio:
Rote Bete in sehr dünne Scheiben schneiden, auf einem Teller auslegen und mit Knoblauchdressing anrichten.

Kohlrabi-Salat

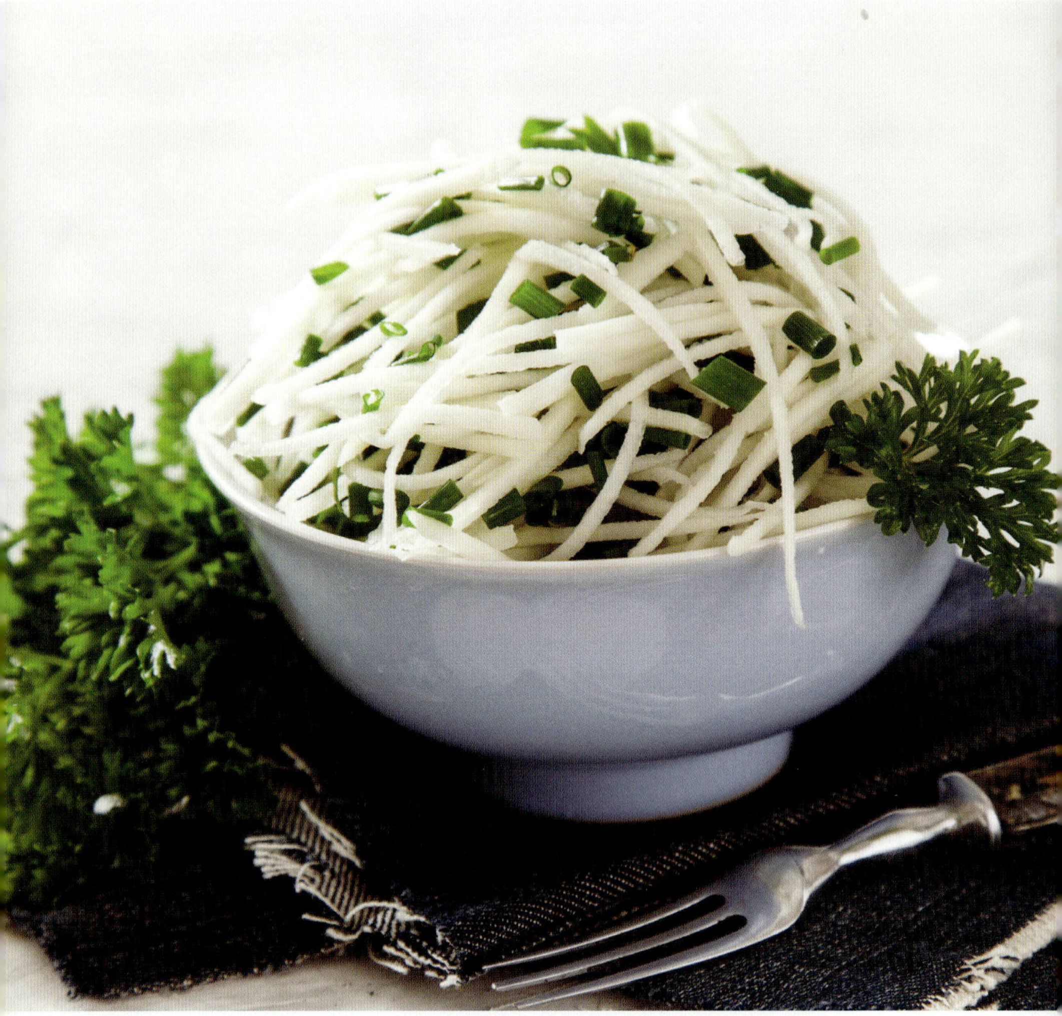

Je nach Bedarf 2–4 Kohlrabi schälen und in feine Streifen hobeln. Anschließend mit dem Knoblauch-Dressing von Seite 129 anrichten und mit Kümmel verfeinern.

Brunnenkresse-Salat

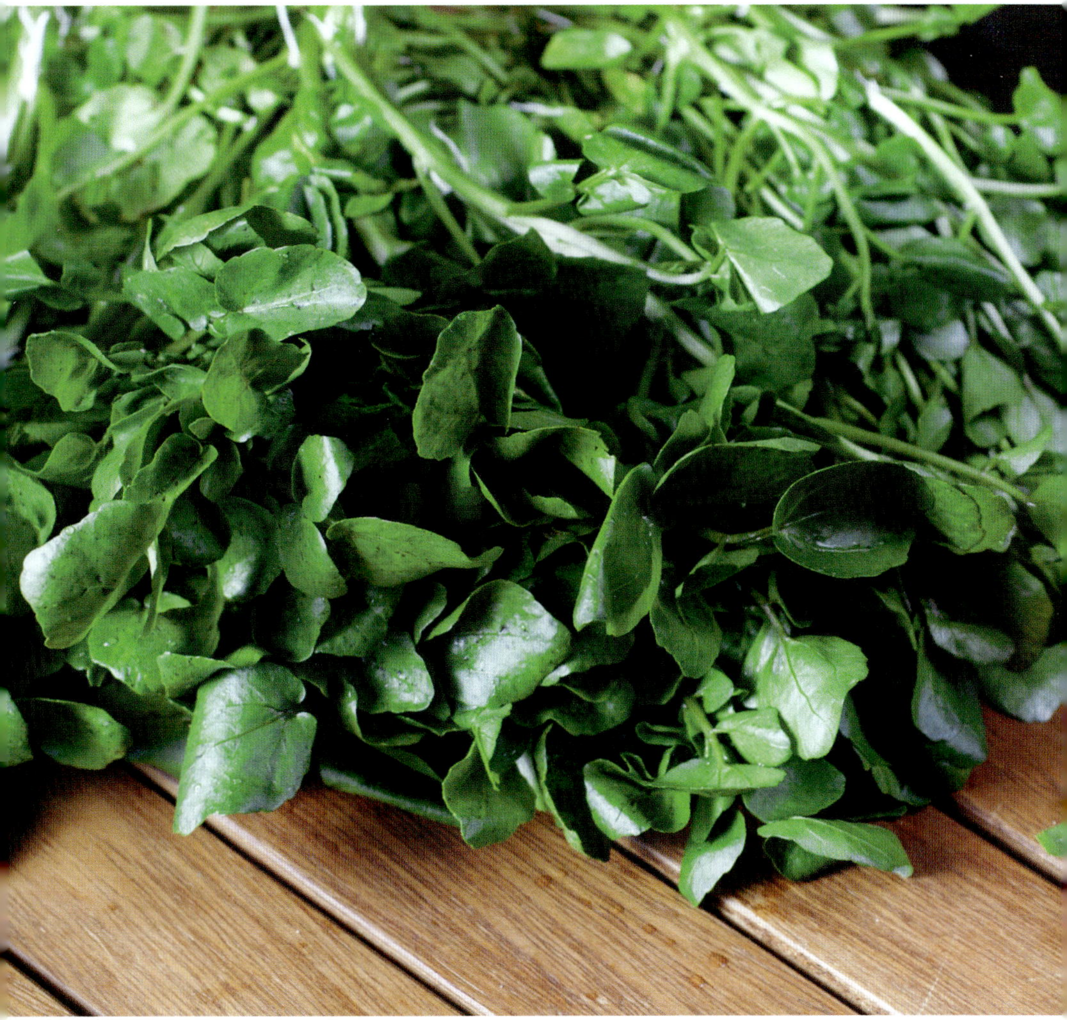

Frische Brunnenkresse je nach Bedarf waschen und mit dem Knoblauch-Dressing von Seite 129 anrichten. Auch Cocktailtomaten passen sehr gut in diesen schmackhaften Salat.

Sellerie-Walnuss-Salat

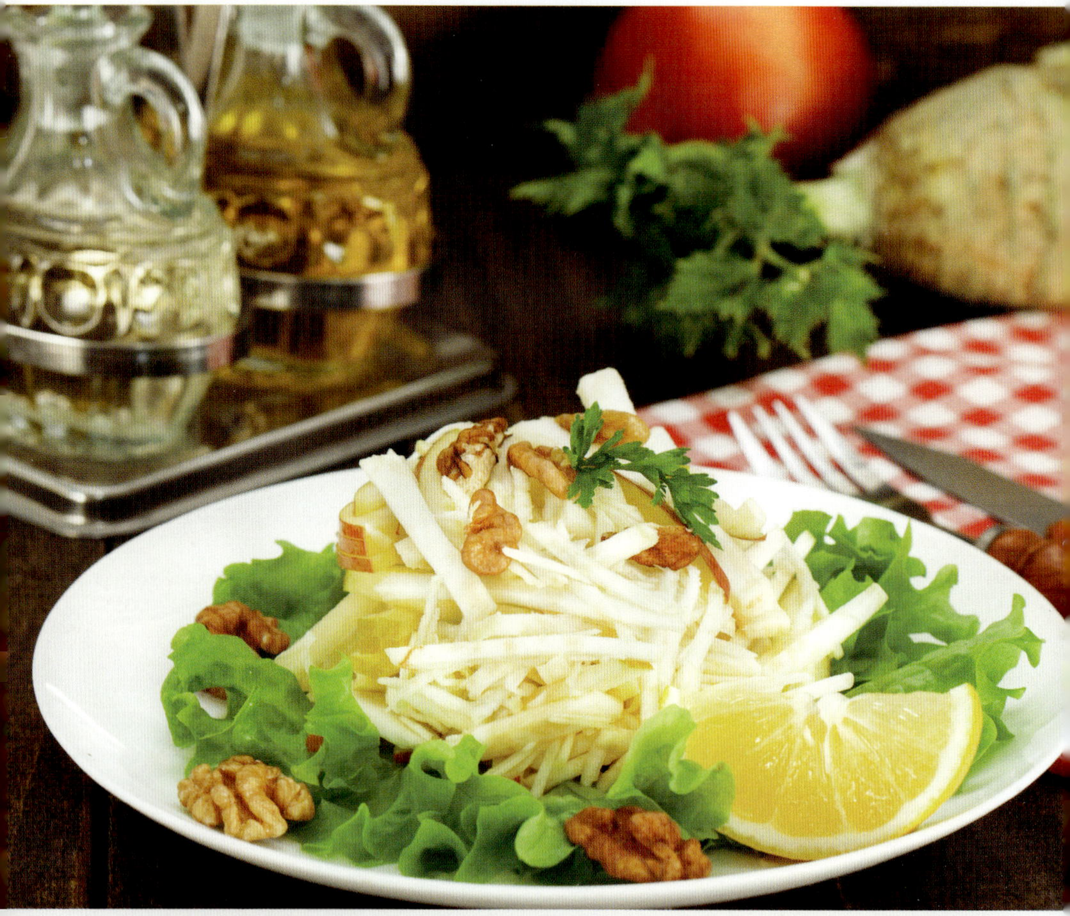

Zutaten (Salat für 4 Personen):

- 1 große Knolle Sellerie
- 8 EL Balsamico-Essig
- 3 EL Leinöl
- Saft aus ½ Zitrone
- 2 Zehen Knoblauch
- 1 Bund Schnittlauch
- 1 Bund Petersilie
- 1 Prise Meersalz
- Pfeffer
- 60 g Walnüsse

Gesunde Snacks für zwischendurch

Mango-Stücke

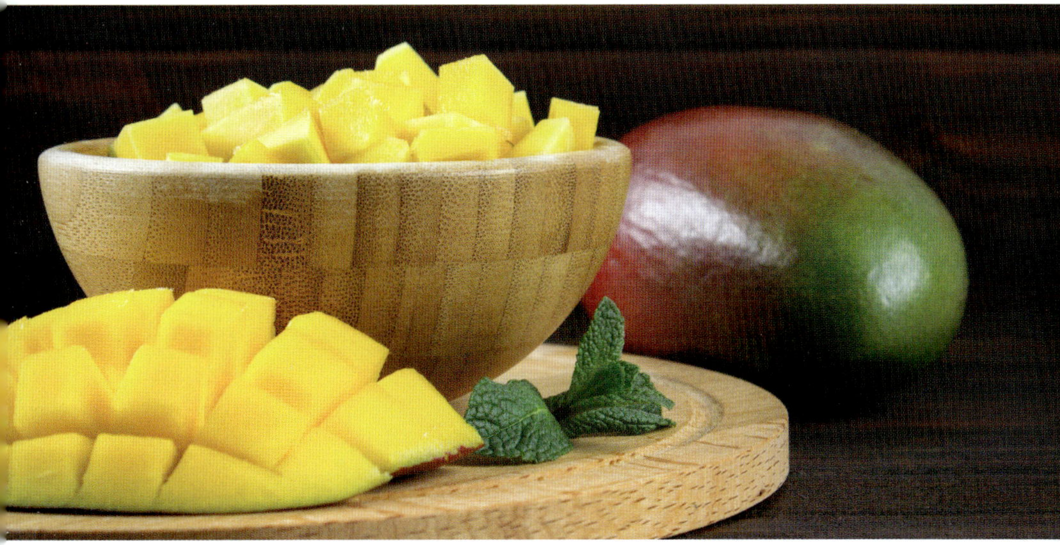

Radieschen, Kohlrabi oder Selleriescheiben

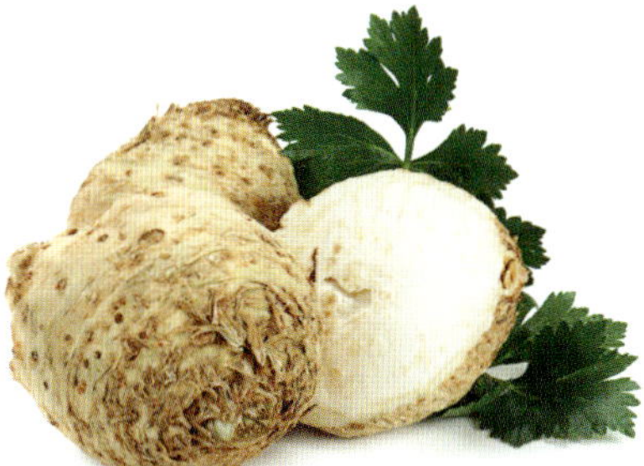

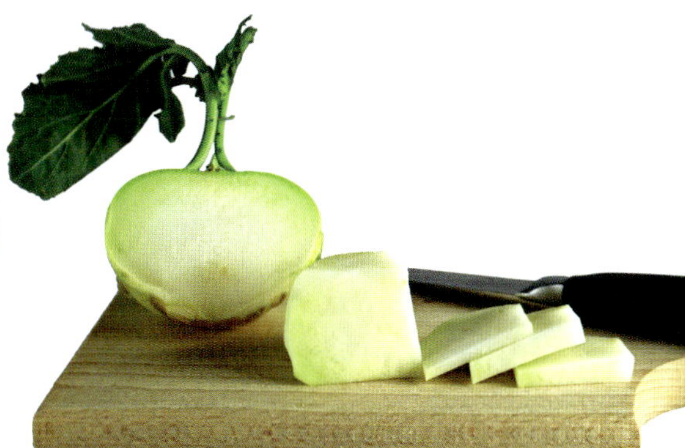

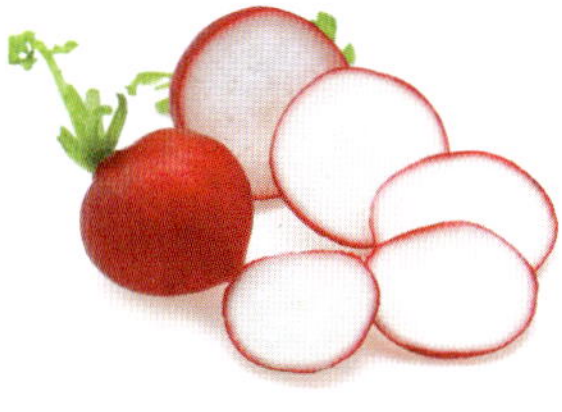

Sellerie-Walnuss-Püree

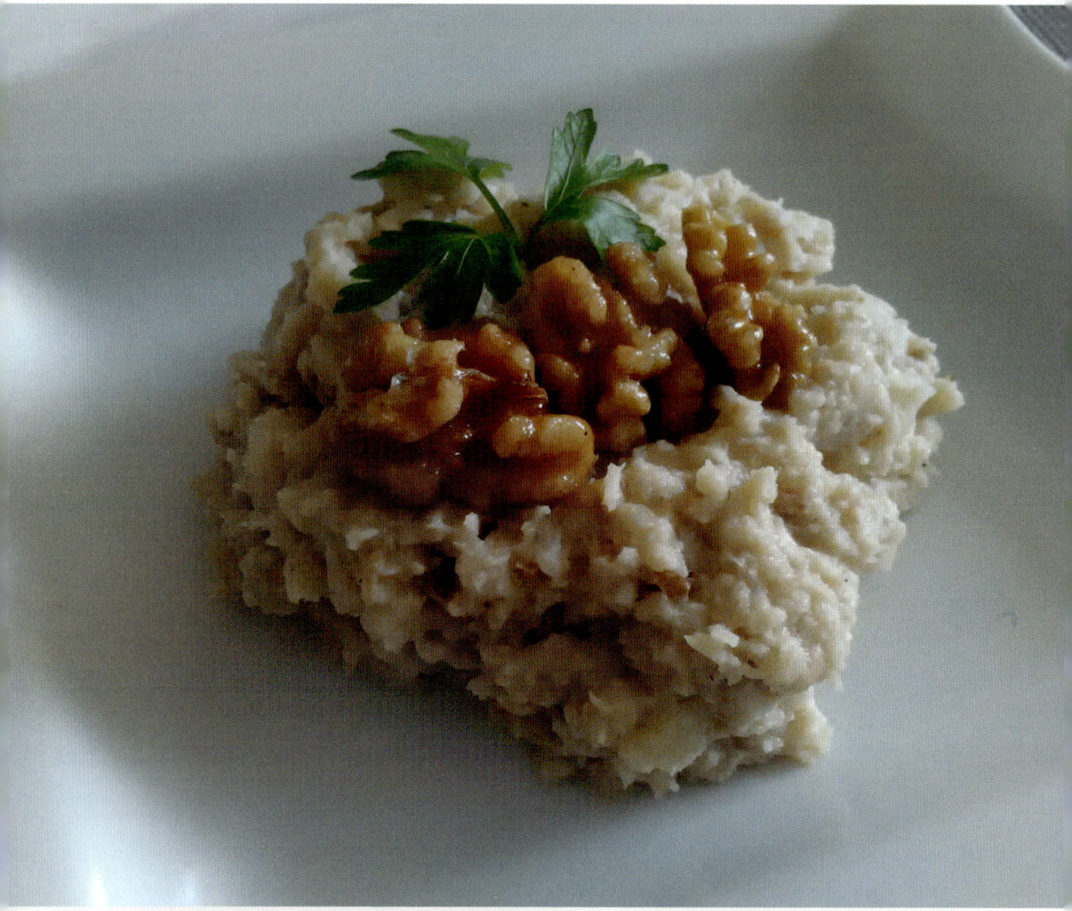

Zutaten (für 4 Personen):

- 800 g Sellerie
- 2 EL Olivenöl
- 200 ml Gemüsebrühe
- 40 g Walnüsse
- Meersalz und schwarzer Pfeffer

Zubereitung:

Den Sellerie schälen, waschen, in Würfel schneiden und in einem Topf mit heißem Öl kurz anbraten. Danach mit 100 ml Gemüsebrühe ablöschen. Die Hitze reduzieren und den Sellerie in der Brühe schonend ca. 15 Minuten dämpfen, bis die Sellerie-Würfel weich sind. In der Zwischenzeit die Walnüsse in einer Pfanne ohne Fett leicht rösten, dann abkühlen lassen und zerkleinern. Anschließend die Nüsse und die restliche Gemüsebrühe (100 ml) in den Topf geben und alles mit einem Mixstab pürieren. Zum Schluss mit Meersalz und Pfeffer abschmecken.

Karamellisierte Walnüsse (zur Deko)

Zutaten:

- 20 g Walnusshälften (ca. 8 Stück)
- 20 g Kristallzucker
- 20 ml Wasser

Zubereitung:

Zucker und Wasser in einer Pfanne aufkochen. Sobald eine leichte Bräune entsteht, die Walnüsse dazugeben. Die Hitze reduzieren und die Nüsse unter ständigem Rühren in der Masse schwenken, bis sie leicht gebräunt und glänzend aussehen. Auf einen Teller geben, schön verteilen und auskühlen lassen.

Tee, Getränke und Smoothies

Ingwer-Orangen-Tee

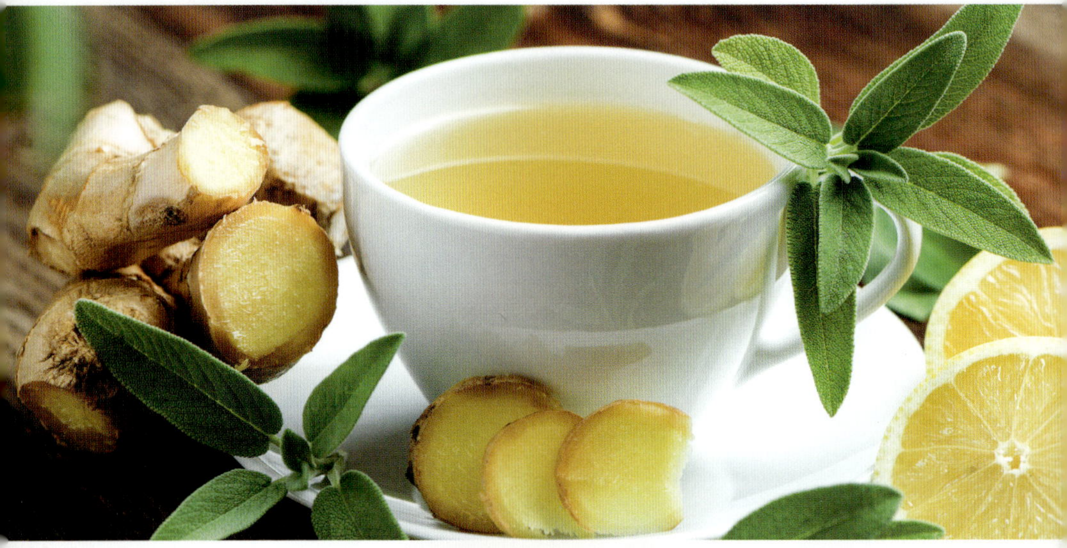

Zutaten für 4 kleine Tassen:

- Frischer Ingwer ca. 80 g
- Saft aus zwei Orangen
- Saft aus einer Zitrone
- 800 ml Wasser
- 2 Gewürznelken
- 1 Zimtstange
- Honig

Zwei Orangen und eine Zitrone auspressen, den Saft in einen Topf geben und mit Wasser auffüllen. Den Ingwer in kleine Stücke schneiden und in die Saftmischung geben. Die Gewürznelken und die Zimtstange dazugeben, dann langsam erhitzen (nicht kochen). 10 Minuten zugedeckt ziehen lassen und nach Bedarf mit Honig abschmecken.

Mango-Kurkuma-Ingwer-Shot

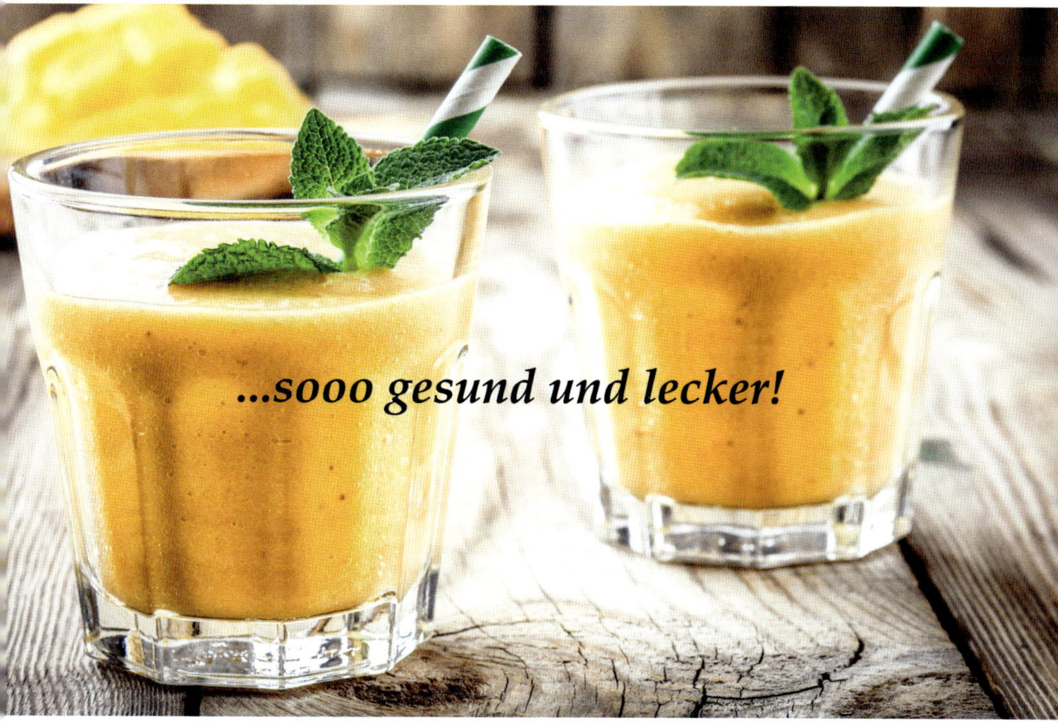

Zutaten für 4 kleine Gläser:

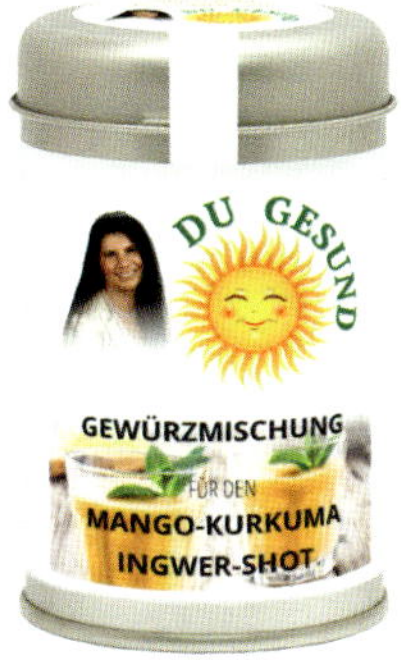

- 1 gehäufter Teelöffel der Gewürzmischung
- 1 reife Mango
- 20 g Ingwer (ca. 2 cm geschälte Scheibe)
- 1 TL Olivenöl
- Saft aus einer Limette
- 300–400 ml Mineral- oder Leitungswasser

Die Mango schälen, entkernen, in Würfel schneiden und mit allen restlichen Zutaten in einen Standmixer geben.
Alles gut durchmixen – **fertig**.
Gewürzmischung erhältlich auf www.dugesund.eu

Beeren-Smoothie

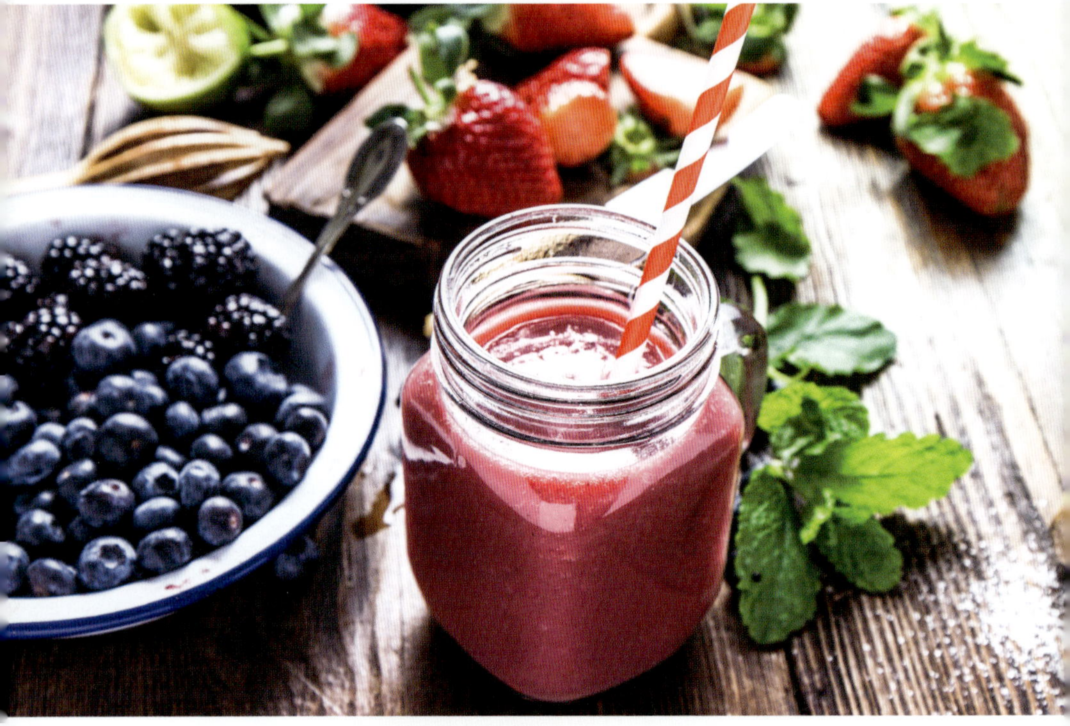

Zutaten für 4 kleine Gläser:

- 160 g Erdbeeren
- 80 g Himbeeren oder Brombeeren
- 80 g Heidelbeeren
- 20 g Ingwer (ca. 2 cm geschälte Scheibe)
- 50 ml Granatapfelsaft
- 1 TL Gewürzmischung (Mango-Kurkuma-Ingwer-Shot)
- 1 TL Olivenöl
- 300 ml Mineral- oder Leitungswasser

Alle Zutaten in einen Standmixer geben und gut durchmixen

Selbstgemachter Tomatensaft

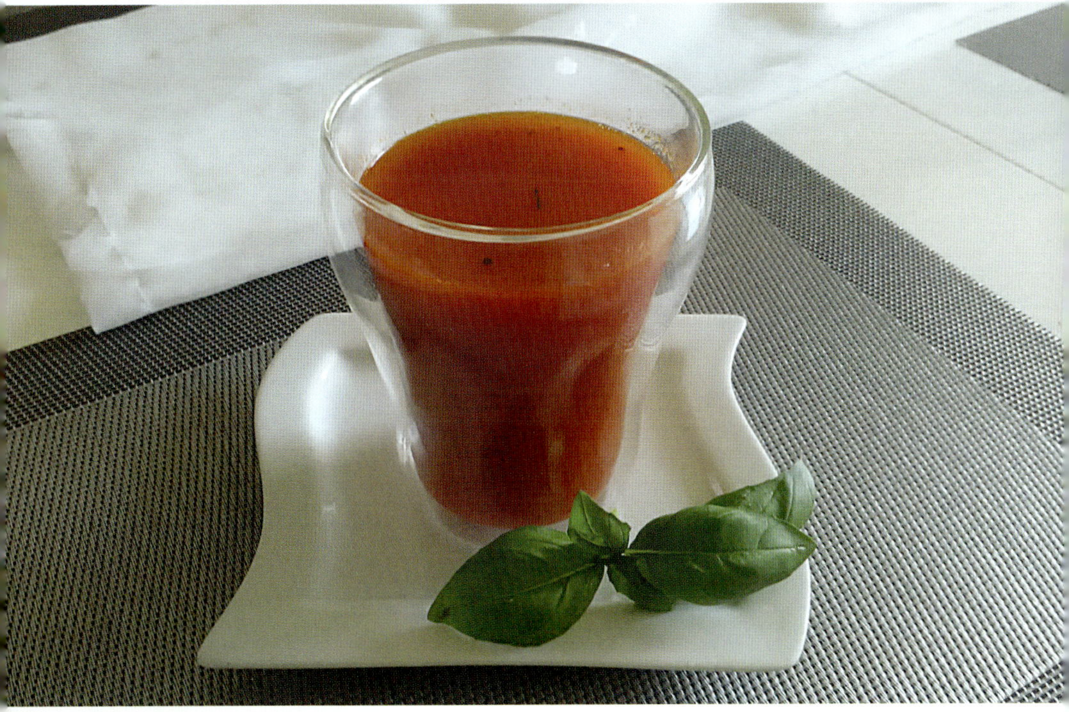

Zutaten für ca. 300 ml:

- 500 g Cocktail-Strauchtomaten
- 2 Zehen Knoblauch
- 5 Blätter Basilikum
- 5 Blätter Oregano
- 1 Zweig Thymian
- 1 Krause Petersilie
- 2 EL Olivenöl
- Prise Meersalz, Pfeffer

Zubereitung: Die Tomaten vom Strunk entfernen, klein schneiden, in einen Topf geben und bei niedriger Temperatur einköcheln. Alle Zutaten dazugeben. Wenn die Tomaten vollständig zerfallen sind (nach ca. 25 Minuten), von der Herdplatte nehmen und abkühlen lassen. Die Tomatenmasse durch ein feines Sieb streichen, den Saft in ein Glas füllen, frisch gemahlenen Pfeffer darüberstreuen und genießen.

Rote Bete-Smoothie

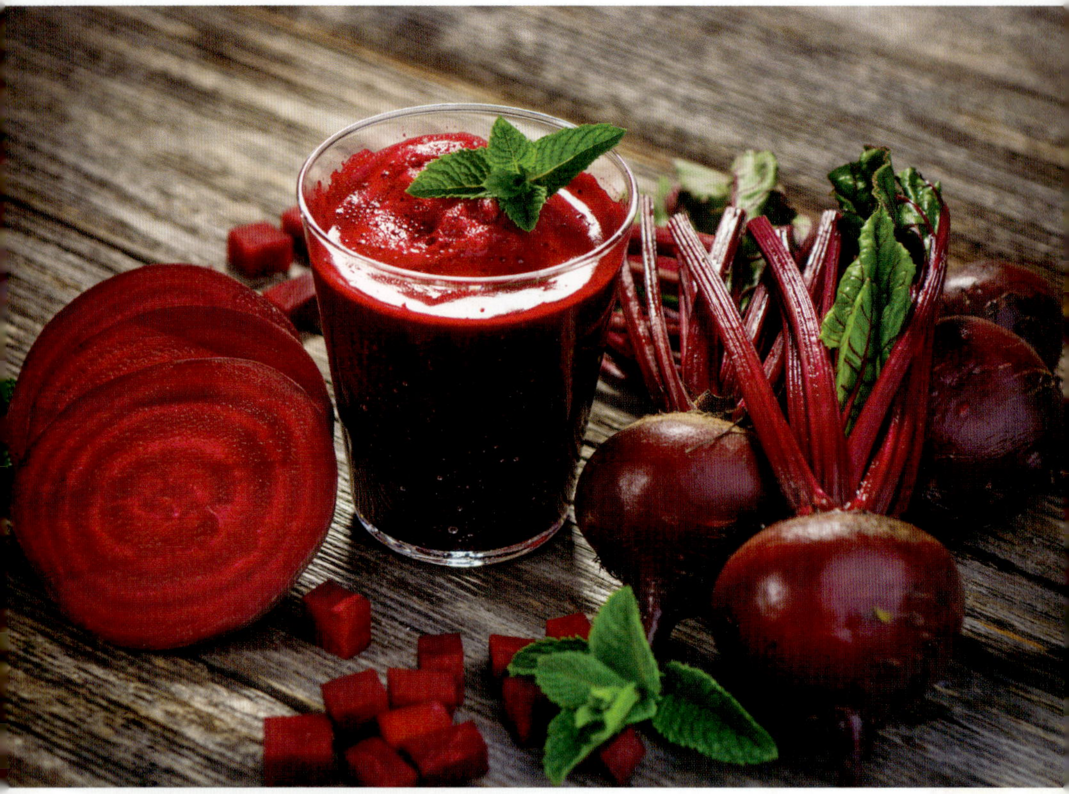

Zutaten für 4 kleine Gläser:

- 100 g Rote Bete
- 100 g Erdbeeren
- 20 g Ingwer (ca. 2 cm geschälte Scheibe)
- 2 TL Leinöl
- Prise schwarzer Pfeffer
- 300 ml Mineral- oder Leitungswasser

Die Rote Bete schälen und in Würfel schneiden. Dann mit allen restlichen Zutaten in einen Standmixer geben und alles gut durchmixen.

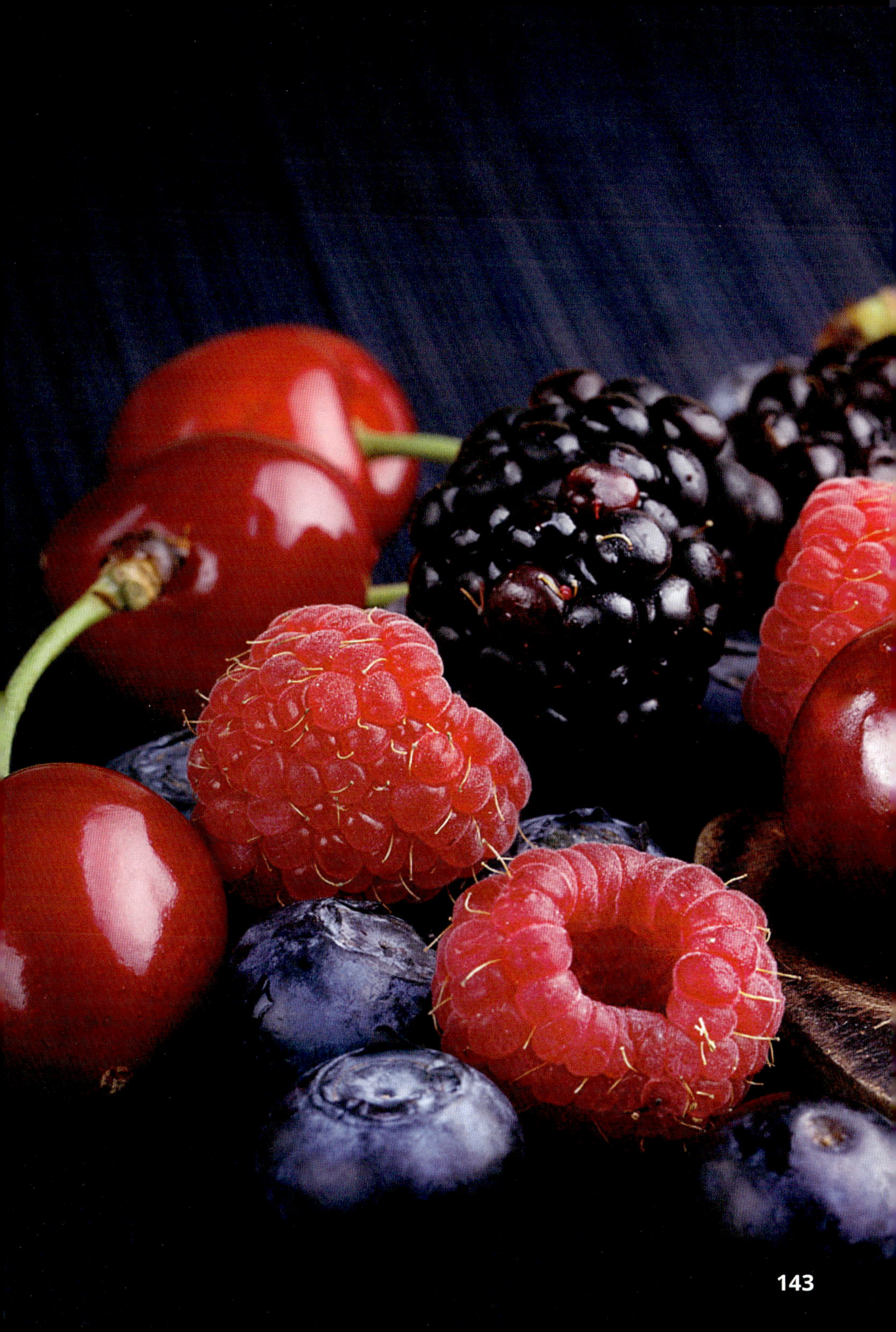

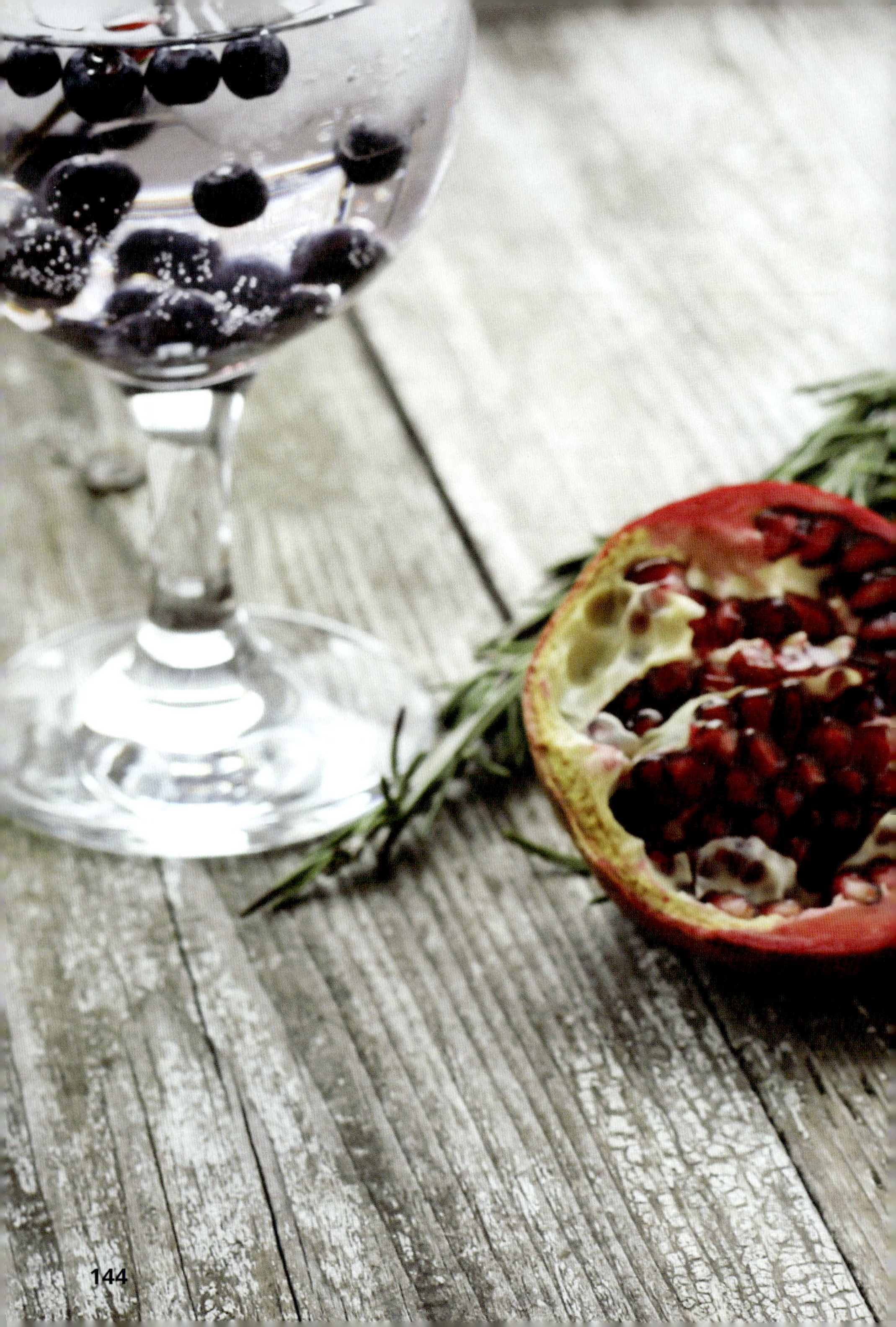

5. Quellenverzeichnis und Register

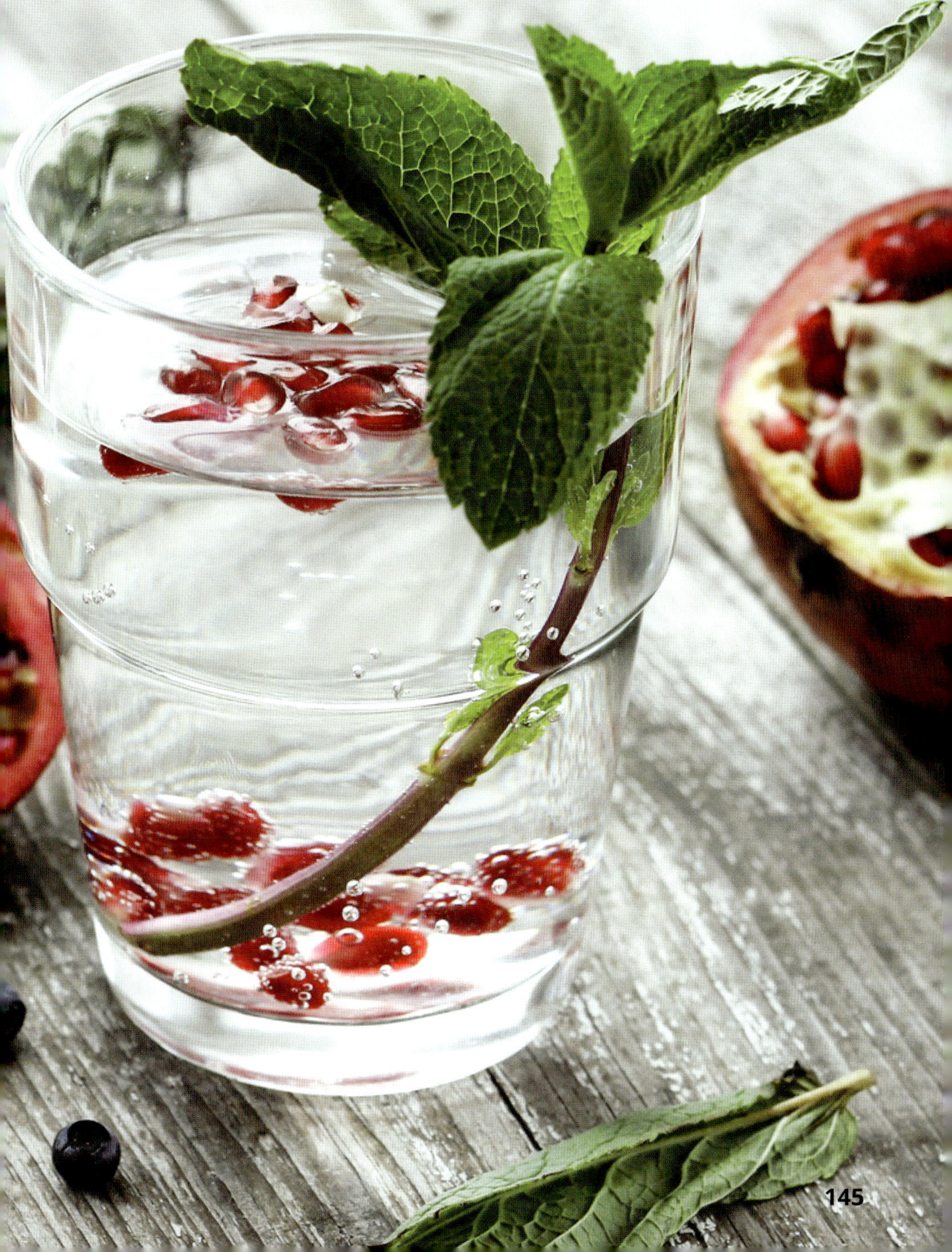

Quellenverzeichnis

- Physical activity before and after breast cancer diagnosis and survival – the Norwegian women and cancer cohort study Impact of aerobic exercise on tumor oxygenation and perfusion in breast cancer, Jennifer A. Lee, Jennifer Wiggins, and Dietmar W. Siemann

- Krebs und Sport – Bayrische Krebsgesellschaft E.V. https://www.krebsinformationsdienst.de

- http://www.krebsgesellschaft.de

- Krebszellen mögen keine Himbeeren, Prof. Dr. med Richard Béliveau, Dr. med. Denis Gingras, ISBN: 978-3-466-34663-9

- Thomson CD et al., "Brazil nuts: an effective way to improve selenium status." Am J Clin Nutr.

- Gesund bleiben nach Krebs, Prof. Dr. med. Josef Beuth, ISBN: 978-3-442-17255-9

- Yoshizawa K et al., "Study of prediagnostic selenium level in toenails and the risk of advanced prostate cancer." J Natl Cancer Inst.

- American Botanical Council "Curcumin Exhibits Potenzial in the Treatment of Various Chronic Diseases" Barry J, Ramamoorthy A et al., “Determining the Effects of Lipophilic Drugs on Membrane Structure by Solid-State NMR Spectroscopy: The Case of the Antioxidant Curcumin”, Journal of the American Chemical Society

- Agarwal R et al., “Detoxification and antioxidant effects of curcumin in rats experimentally exposed to mercury”, Journal of Applied Toxicology, Linus Pauling Institute "Curcumin" Life Extension Magazine "The Real Spice of Life”

- Prof. Salman Hyder et al., "Breast Cancer Effectively Treated with Chemical Found in Celery, Parsley by MU Researchers",

- Dr. Michael Ujiki et al., "Apigenin inhibits pancreatic cancer cell proliferation through G2/M cell cycle arrest”, Molecular Cancer, Ren HY et al., "Anti-proliferation and chemo-sensitization effects of apigenin on human lung cancer cells”, Zhejiang Da Xue Xue Bao Yi Xue Ban

- Jun He et al., "Oral Administration of Apigenin Inhibits Metastasis through AKT/P70S6K1/MMP-9 Pathway in Orthotopic Ovarian Tumor Model”, International Journal of Molecular Sciences

- Jin ZY et al., “The protective effects of green tea drinking and garlic intake on lung cancer, in a low cancer risk area of Jiangsu province, China”, Zhonghua Liu Xing Bing Xue Za Zhi.

- Wang D, Upadhyaya B, Liu Y, Knudsen D, Dey M. Phenethyl isothiocyanate upregulates death receptors 4 and 5 and inhibits proliferation in human cancer stem-like cells. BMC Cancer. 2015

- Klinikum Uni-Heidelberg, Patientenstudien mit Brokkolisprossen Joshi J Alumkal, MD OHSU Knight Cancer Institut in Portland (Oregon, USA)

- Centers of Disease Control and Prevention, DeKalb County, Georgia, USA

- Cramer J and Jeffery EH Sulforaphane Absorption and Excretion Following Ingestion of a Semi Purified Broccoli Powder Rich in Glucoraphanin and Broccoli Sprouts in Healthy Men Nutr Cancer DOI: 10.1080/01635581.2011.523495

- Devrim E et al., "Is garlic a promising food for benign prostatic hyperplasia and prostate cancer?"

- Giovannucci E et al., "A prospective study of tomato products, lycopene, and prostate cancer risk", J Natl Cancer Inst.,Giovannucci E. "Tomatoes, tomato-based products, lycopene, and cancer: review of the epidemiologic literature"

- Rocha A et. al., "Pomegranate juice and specific components inhibit cell and molecular processes critical for metastasis of breast cancer"

- Paller CJ et. al., "A randomized phase II study of pomegranate extract for men with rising PSA following initial therapy for localized prostate cancer"

- Jeune MA et. al., "Anticancer activities of pomegranate extracts and genistein in human breast cancer cells"

- Anti-Proliferative Activities of Sinigrin on Carcinogen-Induced Hepatotoxicity in Rats, Meng Jie, Wan Man Cheung, Vivian Yu, Yanling Zhou, Pak Ho Tong, and John W. S. Ho Salvatore V. Pizzo, Editor

- Kim, H, Banerjee, N, Ivanov, I, Pfent, CM, Prudhomme, KR, Bisson, WH et al.. Comparison of anti-inflammatory mechanisms of mango (Mangifera Indica L.) and pomegranate (Punica Granatum L.) in a preclinical model of colitis. Mol Nutr Food Res. 2016; :. doi: 10.1002/mnfr.201501008. PubMed PMID:27028006 .

- Liu W et al., "Cytosolic protection against ultraviolet induced DNA damage by blueberry anthocyanins and anthocyanidins in hepatocarcinoma HepG2 cells." Biotechnol Lett. 2013 Apr;35(4):491-8. Svobodová A et al., "Bilberry extract reduces UVA-induced oxidative stress in HaCaT keratinocytes: a pilot study." Biofactors. 2008;33(4):249-66.

- https://de.wikipedia.org/wiki/DNA-Schaden

- The impact of the plant lignin secoisolariciresinol diglycoside on preclinical models of estrogen receptor positive breast cancer, LW Bowers, NA Ford, EL Rossi, MG Shamsunder, BF Kimler, CJ Fabian, and SD Hursting

- The Blackberry Fruit: A Review on Its Composition and Chemistry, Metabolism and Bioavailability, and Health BenefitsLydia Kaume, Luke R. Howard*, and Latha DevareddyDepartment of Food Science, University of Arkansas, 2650 North Young Avenue, Fayetteville, Arkansas 72704, United States

- Qing-Yi Lu, Lifeng Zhang, Jennifer K. Yee, Vay-Liang W. Go, Wai-Nang Lee. Metabolic consequences of LDHA inhibition by epigallocatechin gallate and oxamate in MIA PaCa-2 pancreatic cancer cells. Metabolomics, 2014; DOI: 10.1007/s11306-014-0672-8

- Breast Cancer Risk Drops When Diet Includes Walnuts, Marshall Researchers Find

- Resveratrol selectively induces DNA Damage, independent of Smad4 expression, in its efficacy against human head and neck squamous cell carcinoma. Tyagi A1, Gu M, Takahata T, Frederick B, Agarwal C, Siriwardana S, Agarwal R, Sclafani RA.

- Überprüfte Daten aus zahlreichen TV-Dokumentationen.

Register

R

S

T

U

V, W, Z

Buchempfehlungen und Links

Prof. Dr. med. Richard Béliveau
Dr. med. Denis Gingras

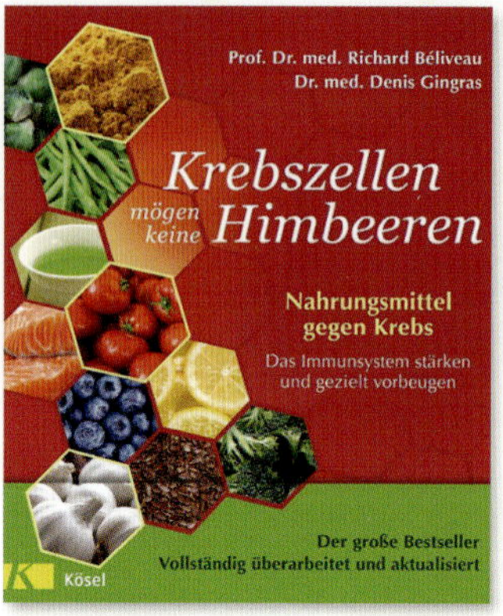

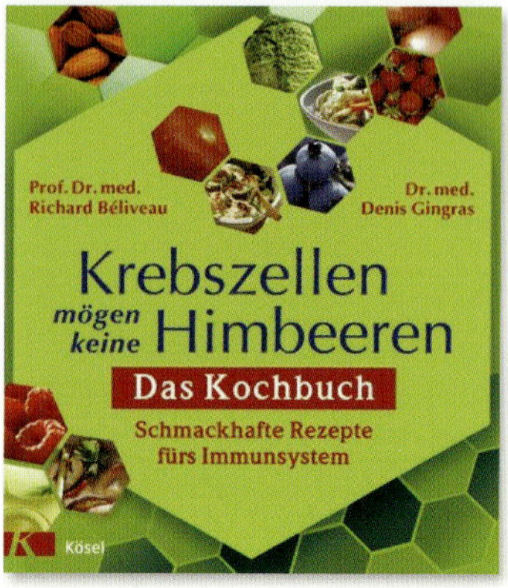

ISBN: 978-3-466-34663-9 ISBN: 978-3-466-34522-9

https://www.richardbeliveau.org/en/

Prof. Dr. med. Hans Josef Beuth

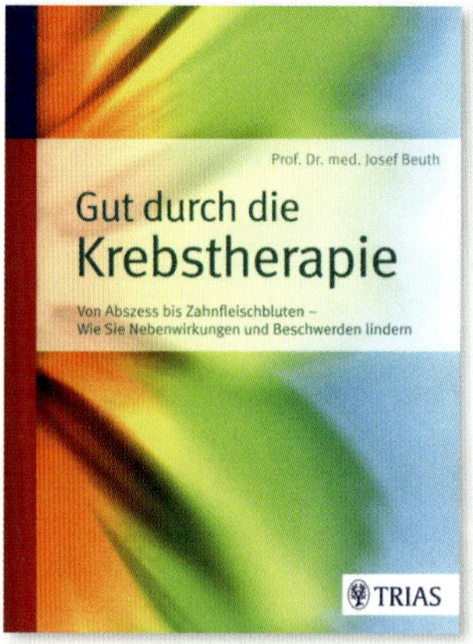

3. überarbeitete Auflage 2017 (TRIAS-Verlag Stuttgart)
ISBN: 978 3-432-10027-2
http://www.iwenv.de/publikationen_buch.html

...damit DU GESUND bleibst!

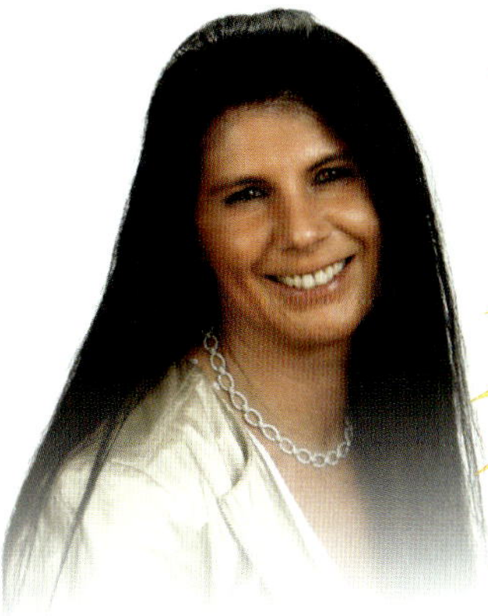

Der **DU GESUND Onlineshop** entstand auf Wunsch meiner Leserinnen und Leser, jene Produkte, die ich persönlich verwende, in einem Onlineshop zusammenzufassen. Vor der Einrichtung dieses Shops habe ich die Datenblätter von über 100 verschiedenen Erzeugnissen verglichen. Dadurch entstand eine Auswahl hochwertigster Natur- und Bioprodukte, ausschließlich von vertrauenswürdigen und zertifizierten Herstellern. Bei diesen Produkten kannst Du sichergehen, dass ich die Auswahl aus voller persönlicher Überzeugung getroffen habe.

Zu finden ist der Shop unter diesem Link:

www.dugesund.eu

www.dugesund.eu

Claudia Priewasser auf Facebook:

https://www.facebook.com/claudia.priewasser.75

Auf Facebook poste ich laufend neue Informationen und Videos zum Thema und halte meine Leserinnen und Leser auf dem Laufenden.
Sende mir einfach eine Freundschaftsanfrage, damit Du alle Inhalte sehen kannst oder abonniere die Facebook-Fanpage:

https://www.facebook.com/www.diagnosebrustkrebs.at

Ebenfalls erhältlich: **Hörbuch- und E-Book-Versionen**

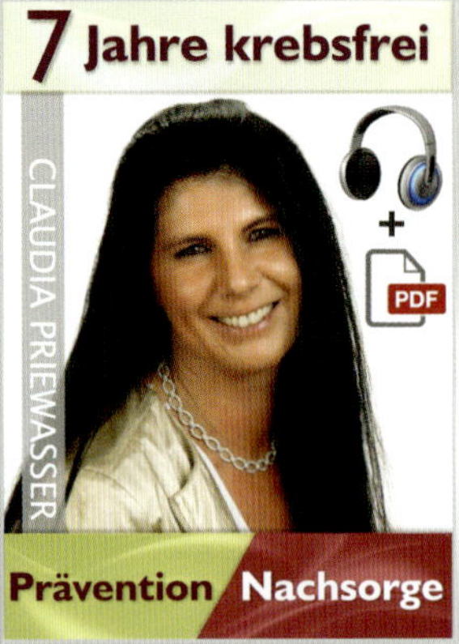

Hörbuch + PDF E-Book
(Deutsche Version)

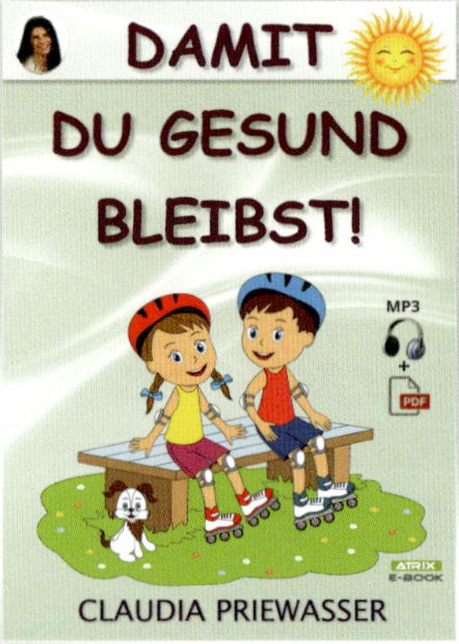

Kinder-Hörbuch + PDF E-Book
(Deutsche Version)

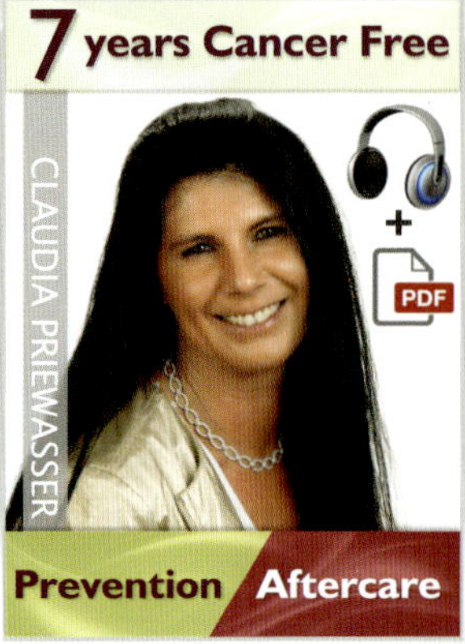

Hörbuch + PDF E-Book
(USA-Version)

Links zu den Downloads:

https://dugesund.lpages.co/7-jahre-krebsfrei/

https://dugesund.lpages.co/ddgb-de/

https://dugesund.lpages.co/7-years-cancer-free/